KOMMENTARE ZUM ARZNEIBUCH
DER DEUTSCHEN DEMOKRATISCHEN REPUBLIK

Herausgegeben von L. Kny und J. Richter

Heft 13

Metrologie in der Arzneimittelkontrolle

Mit 11 Abbildungen und 22 Tabellen

AKADEMIE-VERLAG BERLIN 1986

Verantwortlich für die Herausgabe:

Prof. Dr. sc. nat. L. Kny, Berlin
Prof. Dr. sc. nat. J. Richter, Berlin

Verfasser:

Dr. A. Eichhorn
Institut für Arzneimittelwesen der DDR, Berlin

ISBN 3-05-500108-7
ISSN 0138-5798

Erschienen im Akademie-Verlag Berlin, DDR-1086 Berlin, Leipziger Straße 3—4

Lizenznummer: 202 · 100/404/86
Printed in the German Democratic Republic
Gesamtherstellung: VEB Druckerei „Thomas Müntzer", 5820 Bad Langensalza
LSV 1277, 2067
Bestellnummer: 763 511 8 (3065/K/13)
00800

Der vorliegende Kommentar stellt keine umfassende Darstellung der Technik der Meßmittel und des betrieblichen Meßwesens dar.
Es ist vielmehr das Anliegen dieses Heftes, allen, die im Bereich der Qualitätskontrolle und Qualitätssicherung sowohl von Arzneimitteln als auch in der Laboratoriumsdiagnostik tätig sind, kommentierend zu den gesetzlichen Grundlagen des Meßwesens und den Kapiteln „Volumenangaben, Volumenmessung" im AB-DDR und AB(D. L.)-DDR, eine geschlossene Übersicht zu geben.
Die Darstellung der „Metrologie in der Arzneimittelkontrolle" wäre unvollständig, wenn nicht das „Internationale Einheitensystem (SI)" als wichtiger Bestandteil der Meßkunde sowie dessen Realisierung im Arzneimittelwesen und der Laboratoriumsdiagnostik erläuternd abgehandelt würde. Da hierüber bereits umfassende Literatur erschienen ist, beschränken sich die Herausgeber am Ende des Heftes auf zusammenfassende Literaturangaben der wichtigsten Veröffentlichungen auf diesem Fachgebiet.
Der Fachabteilung Thermodynamik, Fachgebiet Dichte/Viskosität des Amtes für Standardisierung, Meßwesen und Warenprüfung beim Ministerrat der Deutschen Demokratischen Republik, Ilmenau, wird für die sachkundige Beratung gedankt.

Die Herausgeber

Inhalt

1.	Definitionen	7
	Literatur	7
2.	Allgemeines und Anwendung der Metrologie in der Arzneimittelkontrolle	8
	Literatur	9
3.	Rechtliche, organisatorische und technische Grundlagen	10
3.1.	Rechtliche Grundlagen	10
3.2.	Organisatorische Grundlagen	12
3.2.1.	Eichung (Eichpflicht, Eichfrist); Ersteichung, verschärfte Nacheichung, einfache Nacheichung	12
3.2.2.	Beurkundung der Eichung	13
3.3.	Technische Grundlagen — Staatliche Zulassungsprüfung für Meßmittel	15
	Literatur	16
4.	Massemeßmittel	18
4.1.	Waagen	18
4.1.1.	Einteilung der Waagen nach Bauprinzipien	18
4.1.2.	Meßtechnische Begriffe	20
4.1.3.	Anwendung von Waagen im Bereich der Arzneimittelkontrolle und -herstellung	22
4.1.4.	Pflege und Wartung von Waagen	31
4.2.	Wägestücke	31
4.2.1.	Einteilung der Wägestücke	31
4.2.2.	Kennzeichnung, Beschriftung	32
4.2.3.	Aufbewahrung der Wägestücke	33
4.2.4.	Meßtechnische Forderungen	35
4.2.5.	Pflege und Wartung von Feinwägestücken	35
	Literatur	36
5.	Volumenmeßmittel	37
5.1.	Kennzeichnung	37
5.2.	Beschriftung von Volumenmeßmitteln	38
5.3.	Meßtechnische Begriffe	38
5.4.	Anforderungen an die Herstellung und Prüfung von Volumenmeßmitteln	40
5.4.1.	Herstellung von Volumenmeßmitteln	40
5.4.2.	Prüfung von Volumenmeßmitteln	41
5.5.	Eichung von Volumenmeßmitteln	44
5.6.	Anwendung von Volumenmeßmitteln im Bereich der Arzneimittelkontrolle und Laboratoriumsdiagnostik	45
	Literatur	48

6. Verantwortlichkeit und Kontrolle 49
Literatur 52

7. Zusammenfassende Literaturangaben zur Einführung des „Internationalen Einheitensystems (SI)“ im Gesundheitswesen 53

8. Sachwortverzeichnis 54

1. Definitionen

Metrologie ist die Wissenschaft vom Messen, von der Technik der Meßmittel und ihrer Anwendung sowie vom Meßwesen.
Die Wissenschaft von der Theorie des Messens, der Auswertung von Meßergebnissen sowie der Grundlagen der Einheitensysteme ist die *Meßkunde*.
Die Technik der Meßmittel und deren Anwendung ist die *Meßtechnik*.
Meßwesen ist die Gesamtheit der organisatorischen, rechtlichen und technischen Mittel zur Durchsetzung einer einheitlichen Verfahrensweise bei der Anwendung der Mittel der Meßtechnik. Wesentliche Aufgabe des Meßwesens ist die Durchsetzung der gesetzlichen Maßnahmen zur Sicherung der Einheitlichkeit und Richtigkeit der Meßmittel.
Metrologie in der Arzneimittelkontrolle erfordert Kenntnisse über die

— Theorie des Messens, Auswertung von Meßergebnissen, Einheitensysteme (Meßkunde);
— Technik der Meßmittel und deren Anwendung (Meßtechnik);
— rechtlichen, organisatorischen und technischen Grundlagen (Meßwesen).

Literatur

[1] H.-D. JUNGE: Messung-Meßgröße-Maßeinheit. BI-Taschenlexikon. VEB Bibliographisches Institut, Leipzig 1981

[2] Autorenkollektiv: Fachlexikon Meßtechnik. VEB Fachbuchverlag, Leipzig 1984

2. Allgemeines und Anwendung der Metrologie in der Arzneimittelkontrolle

Maße und Messen haben seit jeher die wirtschaftliche und kulturelle Entwicklung jeder menschlichen Gemeinschaft wesentlich geprägt. Beide sind untrennbar mit der Dynamik in Wissenschaft und Technik verbunden.

Messen ist in Naturwissenschaft und Technik das grundlegende Element für die Erkenntnisgewinnung, Messen ist ein Mittel des Erkenntnisprozesses. Die Messung ermöglicht, objektive Realitäten mit ihren qualitativen und quantitativen Eigenschaften zu erkennen, in das Wesen und die Gesetzmäßigkeiten der Dinge einzudringen. Insofern ist Messen eine höhere Stufe des Erkenntnisprozesses und nicht nur das bloße Beobachten von Erscheinungen und deren qualitative Interpretation. Jede Messung dient dem Zweck, durch einen Vergleich etwas zu erkennen, somit ist Messen Bestandteil des Informationsprozesses.

Mit einer Messung wird festgestellt, in welchem Verhältnis eine Größe zu einer bekannten Größe der gleichen Art steht, wird eine durch Beobachtung aufgestellte Hypothese bestätigt oder auch nicht.

Der Mensch schuf sich in Korrelation mit seinem Wissen und Erfahrungsschatz über die Naturgesetze eine Vielzahl von Meßmitteln und Meßgrößen. Die Anzahl der verschiedenen vom Altertum bis in die jüngste Zeit verwendeten Maßeinheiten und ihre unterschiedlichen Definitionen sind fast unübersehbar [1].

In der *Arzneimittelkontrolle* findet die Metrologie, die Wissenschaft vom Messen, Anwendung bei

— eindimensionalen Funktionen des analytischen Informationsprozesses, d. h., wenn die Art bei gegebener Menge, räumlicher Verteilung und gegebener Zeit ermittelt werden soll,

Beispiel: Identitätsprüfungen

— oder die Menge bei gegebener Art, räumlicher Verteilung und gegebener Zeit ermittelt werden soll;

Beispiel: Gehaltsbestimmungen

— zweidimensionalen Funktionen des analytischen Informationsprozesses, d. h., wenn die Menge und die Art in Abhängigkeit von der räumlichen Verteilung und Zeit ermittelt werden sollen;

Beispiel: Stabilitätsprüfungen, Verfolgung von Abbaugeschwindigkeiten eines Arzneistoffes

— dreidimensionalen Funktionen des analytischen Informationsprozesses.

Beispiel: Quantitative Verteilung von Arzneistoffen im lebenden Organismus (pharmakologische und toxikologische Untersuchungen) [2]

Zur Bestimmung einer oder mehrerer Größen eines stofflichen Systems werden Meßmittel benötigt, deren rechtliche Grundlagen, Technik und aufgabenbezogener Einsatz im Bereich der Arzneimittelkontrolle nachfolgend dargestellt wird.

Literatur

[1] H.-D. JUNGE: Messung-Meßgröße-Maßeinheit. BI-Taschenlexikon. VEB Bibliographisches Institut, Leipzig 1981

[2] L. KNY, TH. BEYRICH u. B. GÖBER: Lehrbuch der Arzneimittelkontrolle. VEB Verlag Volk und Gesundheit, Berlin 1983, S. 69, 75

3. Rechtliche, organisatorische und technische Grundlagen

3.1. Rechtliche Grundlagen

Die Sicherung der Einheitlichkeit und Richtigkeit der Messungen in allen Bereichen der Volkswirtschaft ist ein gesellschaftliches Erfordernis. Daher ist der Erlaß von Rechtsvorschriften notwendig.
Auf Grund der „Anweisung über die Rahmenstatuten für das Pharmazeutische Zentrum und für die Bezirksapothekeninspektion vom 25. Juli 1984" [1] kontrolliert jeweils der Bereich Qualitätssicherung u. a. auch die Einhaltung der Rechtsvorschriften über das Meßwesen in den Pharmazeutischen Zentren bzw. Bezirksapothekeninspektionen.
Der Leiter der TKO(P) der Betriebe und Einrichtungen, die Arzneimittel und diesen gleichgestellte Stoffe, Zubereitungen und Gegenstände sowie Gesundheitspflegemittel herstellen, vorrätig halten, abgeben oder in sonstiger Weise behandeln, sind für die planmäßige Durchführung aller der Sicherung und Weiterentwicklung der Qualität im Betrieb dienenden Maßnahmen verantwortlich. Dazu gehört auch die Lösung von Aufgaben des betrieblichen Meßwesens und der Standardisierung [2].
Betriebliches Meßwesen ist die Gesamtheit aller Maßnahmen und organisatorischen Hilfsmittel, um alle Messungen in der betreffenden Struktureinheit nach einheitlichen Gesichtspunkten zweckmäßig und mit höchster Effektivität durchzuführen. Teilaufgaben des betrieblichen Meßwesens sind

- Planung des Meßmitteleinsatzes,
- Beschaffung von Meßmitteln,
- Einsatz von Meßmitteln,
- Kontrolle von Meßmitteln auf Einhaltung der geforderten Parameter,
- Wartung und Instandhaltung von Meßmitteln,
- Aussondern und Ersatz unbrauchbarer Meßmittel,
- Qualifizierungsaufgaben und
- Querschnittsaufgaben.

Die grundlegende Rechtsvorschrift für das Meßwesen ist die *Verordnung vom 26. November 1981 über das Meßwesen (VOM)*, die am 1. Februar 1982 in Kraft trat [4, 5] und die Verordnung vom 18. Mai 1976 über das Meßwesen einschließlich der dazugehörigen Durchführungsbestimmungen außer Kraft setzte. Der Geltungsbereich der VOM gegenüber der Verordnung vom 18. Mai 1961 über das Meßwesen wurde wesentlich erweitert und auf Wirtschaftseinheiten, wirtschaftsleitende Organe und Staatsorgane ausgedehnt. Außerdem wurde erstmals festgelegt, daß die VOM entsprechend auch für wissenschaftliche Einrichtungen und für Einrichtungen des Gesundheits- und Sozialwesens gilt. Auch in den nichtproduktiven Bereichen steht die Aufgabe, das Niveau des Meßwesens zu erhöhen und es im Gesundheitswesen im Interesse des Gesundheitsschutzes der Menschen weiter zu entwickeln [5]. Die VOM besitzt den Charakter eines Grundsatzdokumentes, das mit Hilfe

von Durchführungsbestimmungen, Anordnungen und Standards ergänzt, konkretisiert und untersetzt wird.
Die derzeit wichtigsten Festlegungen werden in der *Ersten Durchführungsbestimmung zur Verordnung über das Meßwesen vom 14. Januar 1983*, die mit Wirkung vom 1. März 1983 in Kraft trat [6, 7], getroffen. Das betrifft Festlegungen, z. B.

— zur metrologischen Begutachtung,
— zur Zulassungspflicht für Meßmittelbauarten,
— zur Eichpflicht für Meßmittel,
— zur Weitergabe der Maßeinheiten,
— zum Import von Meßmitteln.

Detaillierte gesetzliche Angaben befinden sich als Anlage in der *Liste der eichpflichtigen Meßmittel (Meßmittelliste)* [6]. Der Aufbau der Meßmittelliste wurde gegenüber demjenigen der Anordnung vom 10. Juni 1977 über die Liste der eichpflichtigen Meßgeräte (GBl. I Nr. 19 S. 252), die mit dem Inkrafttreten der Ersten Durchführungsbestimmung außer Kraft gesetzt wurde, grundlegend geändert und den Festlegungen der VOM sowie den

Tabelle 1
Liste der eichpflichtigen Meßmittel (Meßmittelliste) [6]; Auszug

Meßmittel	Eichfrist (in Jahren)	Bemerkungen
Waagen und dazugehörige Wägestücke nach TGL 32565/01,-/02	3	
— zum Einsatz im Gesundheitswesen, Strahlenschutz, Arbeitsschutz ..., auch in Apotheken		
— zum Einsatz für Gutachten		
Zug- und Druckfestigkeitsprüfmaschinen[1])	2	— im Sicherheitswesen nach Festlegung staatlicher Überwachungsorgane und Abnahmegesellschaften — zur Qualitätsbestimmung aus Forderungen des Exports
Pendelschlagwerke nach TGL 32847/01[2])	2	
Härtemeßgeräte nach TGL 23435/01, 23436/01[3])	2	
Augendruckmeßmittel	2	
Blutdruckmeßmittel	2	
Körpertemperaturmeßmittel		
— für humanmedizinische Zwecke	1	für Geräte aus Glas (nach TGL 7893/01), z. B. Fieberthermometer nur Ersteichung
— für veterinärmedizinische Zwecke	2	
Medizinische Dosimeter	3	
Nuklearmedizinische Aktivitätsmeßgeräte	3	
Radioaktive Normalproben	—	nur Ersteichung
Audiometer	2	

[1]) z. B. zur Prüfung von chirurgischem Näh- und Unterbindungsmaterial
[2]) z. B. zur Prüfung von Schlag- und Biegefestigkeit von zahnärztlich verwendeten Kunststoffen (Prothesenkunststoffen)
[3]) z. B. zur Prüfung der Brinell-Härte von Silberamalgam in der Stomatologie

gegenwärtigen Bedingungen in der Volkswirtschaft angepaßt. Es wurde eine Unterteilung in drei Abschnitte vorgenommen:

— *Meßmittel zur Verwendung als Hauptnormale:*
  Mit dem Inkrafttreten der neuen VOM wird der Begriff „Beglaubigung" nicht mehr angewendet, demzufolge sind Hauptnormale zu eichen, während in der Verordnung vom 18. Mai 1961 über das Meßwesen lediglich festgelegt war, daß „Betriebsmeßmittel mit belaubigten Normalen zu vergleichen sind".
— *Meßmittel für spezielle Einsatzzwecke*, z. B. im grenzüberschreitenden Warenverkehr.
— *Meßmittel zum Einsatz für weitere volkswirtschaftlich bedeutende Aufgaben.*

Die Anwendungszwecke, die die Eichpflicht nach sich ziehen, sind unter den betreffenden Meßmitteln angegeben. In diesem Abschnitt der Meßmittelliste sind gesetzliche Angaben der Eichfristen auch derjenigen Meßmittel angegeben, die im Bereich der *Arzneimittelkontrolle* und in Einrichtungen des Gesundheitswesens Anwendung finden (Tab. 1).
Im Gegensatz zur VOM und zur Ersten Durchführungsbestimmung ist der Inhalt der Meßmittelliste infolge der ständigen Veränderungen in Wirtschaft, Handel, Technik und auch im Bereich des Gesundheits- und Sozialwesens nicht als integrierter Bestandteil, sondern als Anhang zur Ersten Durchführungsbestimmung konzipiert, um sie von der legislativen Seite in bestimmten Abständen ändern bzw. ergänzen zu können [8].
Zu den Aufgaben der Qualitätskontrolle in den Arznei- und Gesundheitspflegemittel herstellenden Betrieben gehört u. a. auch die Lösung von Aufgaben des *betrieblichen Meßwesens.* Rechtliche Grundlage hierzu ist die Gemeinsame Richtlinie zur Qualitätssicherung und -entwicklung von Arzneimitteln, diesen gleichgestellten Stoffen, Zubereitungen und Gegenständen sowie Gesundheitspflegemitteln des Instituts für Arzneimittelwesen der DDR und der VVB Pharmazeutische Industrie (jetzt VEB Pharmazeutisches Kombinat GERMED) vom 1. April 1977 [3].

3.2. Organisatorische Grundlagen

3.2.1. Eichung (Eichpflicht, Eichfrist); Ersteichung, verschärfte Nacheichung, einfache Nacheichung

Der Begriff *Eichung* war bisher im § 6 der Ersten Durchführungsbestimmung zur Verordnung vom 18. Mai 1961 über das Meßwesen definiert. Seit einigen Jahren ist er standardisiert. Im Sinne des Standards beruht die Eichung in einer „vom ASMW oder in dessen Auftrag durchgeführten Prüfung eines für bestimmte Anwendungszwecke eingesetzten eichfähigen Meßmittels zur Feststellung und Beurkundung, daß das Meßmittel den Anforderungen besonderer Vorschriften (Eichvorschriften) genügt" [9]. Es handelt sich dabei also um eine Aussage über den Zustand des Meßmittels, wie er zum Zeitpunkt der Eichung besteht. Die Verantwortung der Meßmittelanwender für die Richtigkeit der Meßmittel während der Nutzung nach § 6 Abs. 2 Punkt 2 der VOM vom 26. November 1981 [4] wird durch die staatliche Eichung in keiner Weise eingeschränkt.
Im Gegensatz zum Begriff Eichung, der vorwiegend technischen Inhalt besitzt, ist der Begriff *Eichpflicht* juristischer Art. Unter Eichpflicht ist die gesetzliche Verpflichtung der Meßmittelanwender zu verstehen, die in der *Meßmittelliste* [6] aufgeführten Meßmittel für die ebenfalls dort festgelegten Einsatzzwecke nur in geeichtem Zustand zu verwenden. Nach diesen Festlegungen tritt bei einem Meßmittel Eichpflicht ein, wenn es in der Meßmittel-

liste enthalten ist und außerdem für einen in der Meßmittelliste ausgewiesenen Einsatzzweck angewendet wird. Nur wenn diese Voraussetzungen erfüllt sind, übernehmen die Struktureinheiten des ASMW, vorwiegend aber die mit der Befugnis zur Eichung von Meßmitteln ausgestatteten Meßtechnischen Prüfstellen des ASMW auf Antrag der Meßmittelanwender die Eichung.
Eine weitere in der Meßmittelliste getroffene Festlegung ist die *Eichfrist*. Sie wird in § 4 der Ersten Durchführungsbestimmung wie folgt definiert: „Die in der Meßmittelliste festgelegten Eichfristen beginnen mit dem Ablauf des Kalenderjahres, in dem die Eichung vorgenommen worden ist, sofern dafür mit der Beurkundung der Eichung keine anderen Regelungen getroffen werden“ [6].
Mit der *Beurkundung* ist die Genehmigung verbunden, das geeichte Meßmittel — meist zeitlich begrenzt — für Zwecke einzusetzen, für die Eichpflicht besteht, insbesondere auch im rechtsgeschäftlichen Verkehr. Die bestimmten Anwendungszwecke sind gesetzlich festgelegt. Zur Zeit gilt die Meßmittelliste gemäß der Ersten Durchführungsbestimmung vom 14. Januar 1983 zur VOM (s. Tab. 1). Bevor Meßmittel geeicht werden, muß die jeweilige Bauart als eichfähig amtlich anerkannt werden. Damit wird diese Bauart zum Eichen zugelassen und Meßmittel dieser Bauart können zur Eichung vorgelegt werden.

Vorher noch nicht geeichte Meßmittel werden in einer *Ersteichung* erstmalig geeicht.
Jede Eichung, die nach der Ersteichung vorgenommen wird, ist eine *Nacheichung*. Bei der Nacheichung wird zwischen verschärfter und einfacher Nacheichung unterschieden.
Bei der *verschärften Nacheichung* werden die gleichen Prüfungen wie bei der Ersteichung durchgeführt, z. B. nach Generalreparaturen von Waagen.
Die *einfache Nacheichung* erfolgt nach einer gegenüber der Ersteichung vereinfachten, gekürzten Prüfung. Die einfache Nacheichung eines Meßmittels wird im allgemeinen bei der periodischen Nacheichung, innerhalb bestimmter Nacheichfristen, vorgenommen. Die Nacheichung erfolgt ebenfalls im ASMW bzw. in den Meßtechnischen Prüfstellen des ASMW.
Der Nacheichung unterliegen alle Meßmittel, von deren Richtigkeit die Qualität der hergestellten Erzeugnisse, die Qualität der abzugebenden Erzeugnisse oder die Aussagekraft von Untersuchungsergebnissen abhängen. Die Nacheichfristen beginnen mit dem Ablauf des Kalenderjahres, in dem die letzte Eichung vorgenommen wurde.
Beim *Eichen* wird geprüft, ob die Eichfehlergrenzen, d. h. die Grenze der vereinbarten oder garantierten, zugelassenen äußersten Abweichungen von der Sollanzeige, vom Sollmaß oder von einem sonst vorgeschriebenen Wert der Meßgröße (Toleranz) eingehalten werden. Während des Gebrauchs des Meßmittels, z. B. der Waagen, gelten die Verkehrsfehlergrenzen (s. S. 24).

3.2.2. Beurkundung der Eichung

Durch die *Beurkundung* der staatlichen Meßmittelprüfung wird bestätigt, daß das betreffende Meßmittel zum Zeitpunkt der Prüfung den Anforderungen der normativtechnischen Dokumente entspricht, d. h. seine Richtigkeit zu diesem Zeitpunkt gewährleistet ist. Das Aufbringen der Stempelzeichen erfolgt nach Maßgabe der Vorschriften des Meßwesens entweder unmittelbar auf dem Meßmittel oder auf einer besonders dafür vorgesehenen Stempelstelle. Die staatliche Meßmittelprüfung wird durch den *Hauptstempel* (s. Abb. 1) beurkundet.

Der Hauptstempel besteht im allgemeinen aus
— dem Eichzeichen (1) und
— dem Jahreszeichen (2) gemäß Abb. 1
oder
— einer dreistelligen betriebsgebundenen Registriernummer und
— dem Jahreszeichen.
Feinwägestücke der Klassen 1 bis 3 werden mit einer Kennzahl versehen. Diese stellt die Zusammengehörigkeit zwischen dem Meßmittel bzw. Teilen einer Meßeinrichtung und dem Eichschein dar. Der Hauptstempel, bestehend aus (1) und (2), befindet sich nur auf dem zu den Feinwägestücken gehörenden Aufbewahrungskasten oder auf dem Eichschein. Beide müssen ebenfalls eine Kennzahl tragen (vgl. auch S. 33). Das Jahreszeichen enthält innerhalb einer Umrandung die letzten beiden Ziffern des Jahres, in dem die Beurkundung vorgenommen wurde [10].
Einfache Nacheichungen werden nur durch das entsprechende Jahreszeichen dokumentiert. Bei Waagen befindet sich der Hauptstempel auf einem Hebel oder auf einem das Hebelwerk tragenden Teil, oft in der Nähe der Höchstlastangabe, bei Wägestücken im allgemeinen auf der oberen Fläche, auf dem Verschlußpfropfen bzw. auf dem Aufbewahrungskasten.

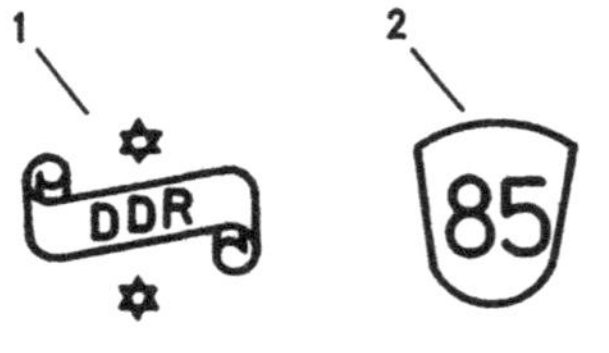

Abb. 1 Beurkundung der Eichung

Sicherungsstempel können zusätzlich auf den Meßmitteln oder Meßeinrichtungen gegen unerlaubte Eingriffe angebracht werden. Als Sicherungsstempel wird das Eichzeichen (1) oder die dreistellige Registriernummer verwendet (vgl. auch S. 45). Die Gültigkeit der Eichung erlischt, wenn z. B.
— an dem Meßmittel Beschädigungen oder andere Veränderungen eingetreten sind, die Einfluß auf die meßtechnischen Eigenschaften haben können,
— vorgeschriebene Stempelzeichen nicht mehr erkennbar oder bereits entfernt sind,
— vorgeschriebene Bezeichnungen eigenmächtig geändert oder unzulässige Bezeichnungen (Teilungsmarken, Hervorhebungen) hinzugefügt worden sind,
— die festgelegte Nacheichfrist abgelaufen ist.
Der Hauptstempel wird an den Meßmitteln entfernt oder durch das Entwertungszeichen (3) ungültig gemacht, bei denen auf Grund einer technischen Prüfung festgestellt wird, daß die Eichvorschriften nicht mehr eingehalten werden (s. Abb. 2).

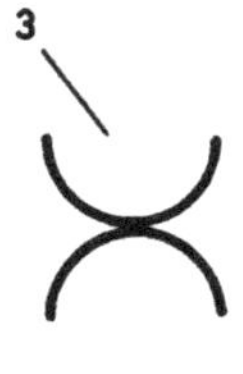

Abb. 2 Entwertungszeichen

Der Begriff Eichung darf nicht verwechselt werden mit dem Begriff Befundprüfung.
Befundprüfung ist eine vom ASMW oder in dessen Auftrag durchgeführte Prüfung an einem geeichten Meßmittel, um festzustellen, ob das Meßmittel den in den Vorschriften Meßwesen festgelegten Anforderungen noch genügt.
Ebenfalls darf der Begriff Eichung nicht als Synonym für Einmessung, Kalibrierung oder Justierung angewendet werden [9].
Meßmittel, sofern sie nicht in der „Liste der eichpflichtigen Meßmittel" aufgeführt werden, von deren Richtigkeit jedoch die Qualität der hergestellten Erzeugnisse, die Qualität der abzugebenden Erzeugnisse oder die Aussagekraft von Untersuchungsergebnissen abhängen, sind zu eichen, d. h. sie unterliegen der *periodischen Nachprüfung*. Der Zeitraum zwischen zwei Prüfungen sollte drei Jahre nicht überschreiten. Das gilt z. B. für die Mikrowaagen nach METTLER, die entweder in die routinemäßige Richtigkeitskontrolle durch eine kompetente meßtechnische Prüfstelle einbezogen werden oder für die eine Eichung auf Grund ihres Einsatzzweckes gerechtfertigt ist und beantragt werden kann.

3.3. Technische Grundlagen — Staatliche Zulassungsprüfung für Meßmittel

Einheitliche Messungen sind für alle Bereiche des Gesundheitswesens eine unbedingte Notwendigkeit. Um einheitlich zu messen, muß eine Meßtechnik vorhanden sein, die an ein international abgestimmtes System von Normalen angeschlossen ist, das die zur Sicherung einheitlicher objektiver und richtiger Messungen notwendigen Forderungen erfüllt und die nach einheitlichen und objektiven Verfahren prüft. Um zu sichern, daß die Meßtechnik diesen Erfordernissen entspricht, wird die *staatliche Zulassungsprüfung* für Meßmittel durchgeführt. Die Zulassungsprüfung ist eine Bauartprüfung, bei der untersucht wird, ob die Meßmittel gewährleisten, daß die erforderlichen meßtechnischen Eigenschaften unter Einsatzbedingungen, auch bei längerer Anwendung, eingehalten werden, die Meßergebnisse eindeutig sind. Als Ergebnis der Zulassungsprüfung erfolgt eine staatliche Bestätigung der Bauart, die *Zulassung*. In der Ersten Durchführungsbestimmung zur VOM vom 14. Januar 1983 [6, 7] sind Festlegungen zur metrologischen Begutachtung, zur Zulassungspflicht für Meßmittel und zum Import von Meßmitteln enthalten. Von den Mitgliedsländern des RGW wird eine weitgehende gegenseitige Anerkennung der Ergebnisse der staatlichen Zulassungsprüfung und der Eichung von Meßmitteln angestrebt. Wesentliche Schritte hierzu wurden bereits getan [11]. In Realisierung dieses Komplexprogrammes wurden z. B. die folgenden RGW-Standards (*ST RGW*) ausgearbeitet:

- ST RGW 1707-79: Bedingungen und Verfahren der gegenseitigen Anerkennung der Ergebnisse der Zulassungsprüfung für Meßmittel und der Eichung/Beglaubigung der Meßmittel durch die Mitgliedsländer des RGW;
- ST RGW 1708-79: Allgemeine Forderungen an die Durchführung der Zulassungsprüfung und Bestätigung von Meßmittelbauarten.

Die DDR-Standards TGL 38789 und 38790 [12, 13] enthalten die vollinhaltliche unveränderte Ausgabe der genannten beiden RGW-Standards. Außerdem bestehen zweiseitige Abkommen der DDR, z. B. mit der UdSSR, VR Bulgarien, VR Polen und der Ungarischen Volksrepublik über die gegenseitige Anerkennung der staatlichen Zulassungsprüfung. Die Anwendung der genannten RGW-Standards in der nationalen Volkswirtschaft erfolgt z. T. bereits ab Januar 1981 auch in der VR Bulgarien, der Ungarischen VR, der VR Polen, der UdSSR und der ČSSR.

Einige *Zulassungszeichen* für Meßmittel der RGW-Mitgliedsländer sind z. B. in Abb. 3 wiedergegeben.

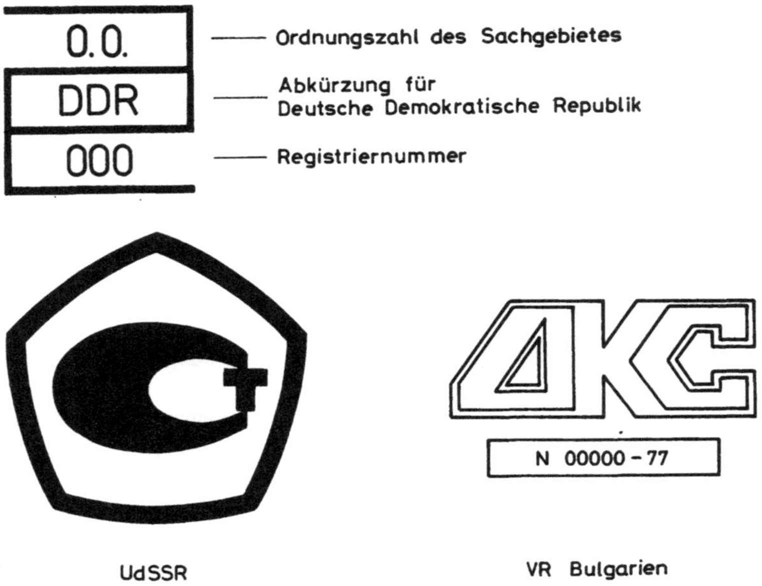

Abb. 3 Einige Zulassungszeichen für Meßmittel der RGW-Mitgliedsländer

Die Zeichen der Durchführung der Zulassungsprüfung von Meßmittelbauarten, z. B. in der Ungarischen VR, der VR Polen und der ČSSR bestehen aus Buchstaben-Zahlen-Bezeichnungen.
Einzelheiten über Bedingungen und Verfahren der gegenseitigen Anerkennung und Durchführung der Zulassungsprüfung für Meßmittel sind den TGL'n 38789 und 38790 [12, 13] zu entnehmen.

Literatur

[1] Anweisung über die Rahmenstatuten für das Pharmazeutische Zentrum und für die Bezirksapothekeninspektion vom 25. Juli 1984.
Verfügungen und Mitteilungen des MfGe, Nr. 8/1984 vom 26. 9. 1984

[2] TGL 31532: Betriebliches Meßwesen; Grundsätze. DDR-Standard, verbindlich ab 1. September 1975; vgl. auch J. Richter, H.-J. Seidlein, M. Böhm und H. G. Keune (Hrsg.): Arzneimittel- und Apothekenrecht der DDR, 2. Lieferung, Akademie-Verlag, Berlin 1981, S. 295

[3] Gemeinsame Richtlinie „Zur Qualitätssicherung und -entwicklung von Arzneimitteln, diesen gleichgestellten Stoffen, Zubereitungen und Gegenständen sowie Gesundheitspflegemitteln" des Instituts für Arzneimittelwesen der DDR und der VVB Pharmazeutische Industrie (jetzt VEB Pharmazeutisches Kombinat GERMED) vom 1. April 1977 in: J. Richter, H.-J. Seidlein, M. Böhm und H. G. Keune (Hrsg.): Arzneimittel- und Apothekenrecht der DDR, 2. Lieferung, Akademie-Verlag, Berlin 1981, S. 81

[4] Verordnung über das Meßwesen vom 26. November 1981, GBl. I 1981 Nr. 37, S. 429

[5] L. Werner: Neue Verordnung über das Meßwesen in Kraft, Standardisierung und Qualität **28** (1982) *3*, 101

[6] Erste Durchführungsbestimmung zur Verordnung über das Meßwesen vom 14. Januar 1983, GBl. I 1983 Nr. 5, S. 45, Anlage zu § 3 dieser Durchführungsbestimmung: Liste der eichpflichtigen Meßmittel (Meßmittelliste)

[7] H.-D. Sachse: Erste Durchführungsbestimmung zur Verordnung über das Meßwesen erschienen. Standardisierung und Qualität **29** (1983) *4*, 143

[8] S. Schulze und H.-D. Sachse: Neuregelung der Eichpflicht für Meßmittel auf der Grundlage der Verordnung vom 26. 11. 1981 über das Meßwesen. ASMW — Metrologische Abhandlungen 1983, Bd. 3, Heft 2, S.165—170

[9] TGL 31550/10: Grundbegriffe der Metrologie; Gesetzliche Metrologie (Punkt 4.8.). DDR-Standard, verbindlich ab 1. 9. 1978

[10] H. Lilie: Qualitätssicherung und Standardisierung, Kap. 3: Das Meßwesen — ein wichtiger Faktor für die Erhöhung der Effektivität und Qualität der gesellschaftlichen Arbeit. Verlag Die Wirtschaft, Berlin 1985 (2., überarb. Aufl.), S. 186

[11] H. Düllmann: Die Bedeutung der staatlichen Zulassungsprüfung für Meßmittel. Standardisierung und Qualität **27** (1981) *1*, 32

[12] TGL 38789: Metrologie; Zulassungsprüfung von Meßmittelbauarten; Eichung von Meßmitteln; Gegenseitige Anerkennung der Ergebnisse durch die Mitgliedsländer des RGW, DDR-Standard, verbindlich ab 1. 10. 1981

[13] TGL 38790: Metrologie; Zulassung von Meßmittelbauarten; Zulassungsprüfung, Bestätigung; Allgemeine Forderungen. DDR-Standard, verbindlich ab 1. 10. 1981

4. Massemeßmittel

Im Rahmen der Qualitätsüberwachung von im Apothekenwesen hergestellten Arzneizubereitungen sind Beanstandungen wegen Überschreitung der zulässigen Toleranzen im Wirkstoffgehalt von besonderer Bedeutung.
Neben anderen Ursachen, wie der Einsatz von nicht den Qualitätsforderungen entsprechenden Ausgangsmaterialien, die hier nicht erörtert werden, dürften vorrangig Wägefehler zu diesen Qualitätsmängeln führen. Diese treten z. B. auf durch
- Einsatz von unrichtigen Meßmitteln,
- Auswahl von für die jeweilige Aufgabenstellung ungeeigneten Meßmitteln,
- unsachgemäße Bedienung der Meßmittel.*)

Ungenügende Kenntnisse über die erforderliche und die mit der jeweiligen Wägetechnik erreichbare Meßgenauigkeit, Bedienungsfehler, hervorgerufen durch ungerechtfertigte Großzügigkeit bei der Beobachtung der richtigen Einspiellage während des Wägevorganges und nur in geringem Maße der Einsatz unrichtiger oder ungeeigneter Wägestücke führen zu Fehlern beim Wägevorgang [1].

4.1. Waagen

4.1.1. Einteilung der Waagen nach Bauprinzipien [2,3]

Wir unterscheiden
- *automatisch arbeitende (selbsttätige) Waagen;* diese führen den Wägevorgang und alle damit zusammenhängenden Operationen ohne Beteiligung eines Bedienenden aus;
- *nichtautomatisch arbeitende (nichtselbsttätige) Waagen;* diese führen den Wägevorgang oder zumindest eine damit zusammenhängende Operation unter Beteiligung eines Bedienenden aus;
- *selbsteinspielende Waagen;* das Gleichgewicht wird ohne Eingreifen des Bedienenden hergestellt;
- *halbselbsteinspielende Waagen;* sie vereinigen das Prinzip der selbsteinspielenden und

*) Stichproben in Apotheken zeigten Überschreitungen der zulässigen Eichfehlergrenzen bei 10 bis 40 Prozent der vorhandenen Waagen [1]

nichtselbsteinspielenden Waagen, z. B. mit Bereichen der Selbsteinspielung, an deren Grenzen eine Umschaltung durch einen Bedienenden erforderlich ist;
— *nichtselbsteinspielende Waagen;* das Gleichgewicht wird durch Eingreifen eines Bedienenden hergestellt;
— *Waagen mit Skale;* das direkte Ablesen des gesamten oder des Teilergebnisses der Wägung in Masseeinheiten erfolgt in analoger oder digitaler Anzeige;
— *Waagen ohne Skale;* sie besitzen keine in Masseeinheiten bezifferte Skale.

Ferner gibt es
— *Hebelwaagen*, deren Wirkungsprinzip auf dem Ausgleich der Schwerkraft des zu wägenden Körpers mittels Waagenhebels oder Waagenhebelsystems beruht;
— *elektromechanische (elektronische) Waagen*, deren Funktionsprinzip auf der Umformung der Schwerkraftwirkung des zu wägenden Körpers durch einen oder mehrere Meßwandler (Wägezelle) in eine ihr proportionale elektronische oder andere meßbare Größe beruht und deren Anzeige in Masseeinheiten erfolgt.

Auch andere Einteilungsprinzipien sind möglich, z. B. nach Funktionsprinzipien (Waagen mit konstanter, wechselnder Gleichgewichtslage, elastischer Formänderung); mechanische, elektronische, elektromagnetische, hydraulische, pneumatische und hydrostatische Waagen.
Da für pharmazeutische Zwecke Waagen nur weniger Bau- und Funktionsprinzipien eingesetzt werden, ist die Einteilung nach Genauigkeitsklassen zweckmäßig und im Sinne einer einheitlichen Verständigung auch sinnvoll. Waagen werden entsprechend der mit ihnen erreichbaren Meßunsicherheit (Fehlergrenzen) in Genauigkeitsklassen (Fehlerklassen) eingeteilt. Es gibt 4 Genauigkeitsklassen (*GK*) (Tab. 2):

Tabelle 2
Einteilung der Waagen nach Genauigkeitsklassen (GK) (nach ASMW-VM 160, [3])

GK	Bezeichnung der GK	Kurzzeichen für die GK
1	besondere GK (Feinwaagen)	I
2	hohe GK (Präzisionswaagen)	II
3	mittlere GK (Handelswaagen)	III
4	grobe GK (Grobwaagen)	IIII

Die Zuordnung zu einer *bestimmten GK* ergibt sich bei Waagen
— *mit Skale* (Analog- oder Digitalanzeige des Meßergebnisses) aus der Bauart, nämlich aus dem Skalenwert und seiner Relation zur Höchstlast;
— *ohne Skale* (Massebestimmung ausschließlich durch Vergleich mit aufgelegten Wägestücken) auf Grundlage der bei der Eichung festgestellten Fehlergrenzen.

Um Waagen arbeitsplatz- und aufgabenbezogen richtig einzusetzen, ist es erforderlich, im folgenden einige meßtechnische Begriffe — soweit zum weiteren Verständnis notwendig — zu erläutern.

4.1.2. Meßtechnische Begriffe [2, 3]

— *Wägebereich* (Meßbereich) wird begrenzt durch die Mindestlast und die Höchstlast.
Die Waage darf nur innerhalb des Wägebereiches benutzt werden. Der Meßbereich kann den gesamten Anzeigebereich umfassen oder aus einem oder mehreren Teilen des Anzeigebereiches bestehen, wobei die einzelnen Bereiche unterschiedliche Fehlergrenzen haben können.
Die *Höchstlast (Max)* ist der maximale Massewert, für dessen Wägung die jeweilige Waage bestimmt ist (ohne Berücksichtigung des Tarawägebereiches).
Die *Mindestlast (Min)* entspricht der unteren Grenze des Wägebereiches. Sie wird durch eine festgelegte Anzahl Skalen- oder Eichskalenwerte bestimmt; unterhalb dessen sind Wägungen wegen des zu großen relativen Fehlers nicht zulässig. Grundsätzlich ist das Wägen kleiner Massen mit abschätzbarer Genauigkeit jedoch in Form von Differenzwägungen (Netto = Brutto — Tara) möglich, wenn durch das Vorhandensein einer entsprechend großen Taralast gewährleistet wird, daß alle Masseanzeigen während des Wägeprozesses oberhalb der festgelegten Mindestlast liegen.

— *Skalenwert (Skw;* Wert der Meßgröße); es ist der Massewert, der einem Skalenteil entspricht und auf einer
Strichskale (bei Waagen mit kontinuierlicher, analoger Anzeige) die Verschiebung der Einspielmarke um einen Skalenteil bewirkt; der Massewert entspricht dem kleinsten Skalenteil (Abkürzung: *d*), z. B. Feinwaagen (1 Teilstrichabstand z. B. 1,5 mm). Bei einer Strichskale haben die Teilungsmarken die Form von Strichen oder Punkten und sind nacheinander auf einem Träger (z. B. Metallplatte) angeordnet.
Ziffernskale (bei Waagen mit diskontinuierlicher, digitaler Anzeige) die Verschiebung der Einspielmarke um einen Ziffernschritt bewirkt bzw. die Differenzen zwischen den Massewerten, die zwei aufeinanderfolgenden Anzeigewerten/Teilungsmarken entsprechen (Abkürzung: *dd*). Die Differenz der Werte der Meßgrößen für zwei aufeinanderfolgende Ziffern einer Ziffernskale wird *Ziffernschritt* genannt.
Waage ohne Teilung ein festgelegter, „*konventioneller Skalenwert*", der es ermöglicht, Waagen in Genauigkeitsklassen einzuteilen (Abkürzung: *dc*). Der Skalenwert „dc" wird z. T. in die Normativdokumentation aufgenommen.
Im allgemeinen wird bei einer Waage der Skalenwert (z. B. 1 mg) angegeben.
Waagen mit einer Teilungsmarke (Nullmarke), z. B. Handwaagen, werden nach der Empfindlichkeit charakterisiert; hier gibt es keinen Skalenwert.

— *Eichskalenwert* (Abkürzung: *e*), der für die Eichung zugrunde gelegt wird. Er kann gleich dem wirklichen oder dem „konventionellen Skalenwert" der Waage sein.

— *Anzahl der Skalenteile bzw. Ziffernschritte* (Abkürzung: *n*). Die Anzahl der Skalenteile oder Ziffernschritte ergibt sich aus dem Verhältnis

$$n = \frac{\text{Max}}{\text{d}} \text{ bzw. } n = \frac{\text{Max}}{\text{dd}} \text{ bzw. } n = \frac{\text{Max}}{\text{dc}},$$

also dem Quotienten aus Höchstlast (Max) und Skalenwert (d).

— *Empfindlichkeit (S):* Die Empfindlichkeit muß bei Waagen Mindestforderungen genügen. Sie ist bei
Waagen ohne Skale (nichtselbsteinspielende Waagen) der Quotient aus der Verschiebung der Einspielmarke Δ 1 und der diese Verschiebung verursachenden Belastungsgröße Δ m:

$$S = \frac{\Delta\, l}{\Delta\, m}\text{, gemessen in } \frac{\text{Längeneinheiten}}{\text{Masseeinheiten}}$$

$$\left(\text{z. B. } \frac{5\,\text{Skt}}{1\,\text{g}}\right)$$

Waagen mit graduierter Skale (Analoganzeige) (selbsteinspielende und halbselbsteinspielende Waagen) der Quotient aus dem Teilstrichabstand *i* (Abstand zwischen zwei benachbarten Teilungsmarken) und dem Skalenwert d:

$$S = \frac{i}{d}$$

Waagen mit Ziffernskale (Digitalanzeige) der Quotient aus der Anzahl der Ziffernschritte Δ z und der sie verursachenden Belastungsänderung Δ m:

$$S = \frac{\Delta\, z}{\Delta\, m}\text{, gemessen in Anzahl der } \frac{\text{Ziffernschritte}}{\text{Masseeinheiten}}$$

Die Empfindlichkeit kann an verschiedenen Stellen der Skale unterschiedlich sein (Anfangsempfindlichkeit, Endempfindlichkeit der Skale).
Die *Empfindlichkeit* ist abhängig von der Bauart der Waage, z. B.
von der Länge des Waagebalkens; sie ist um so größer, je länger die Balkenarme sind;
vom Gewicht des Waagebalkens; dieser soll bei ausreichender Festigkeit möglichst leicht sein;
von der Belastung; bei geringen Belastungen ist die Empfindlichkeit größer als bei höheren Belastungen, so daß bei sehr genauen Wägungen, je nach Belastung, mit etwas unterschiedlicher Empfindlichkeit zu rechnen ist;
von der Entfernung zwischen Schwerpunkt und Drehungsachse (Unterstützungspunkt); je geringer diese Entfernung, desto empfindlicher ist die Waage.
Von der Empfindlichkeit unterschieden werden muß der *Ansprechwert* (Ansprechgrenze, Meßschwelle, ungenau auch Ansprechempfindlichkeit); es ist der kleinste Wert einer Meßgröße, bei der sich die Anzeige eines Meßmittels reproduzierbar ändert. Mechanische Reibung und andere physikalische Faktoren spielen hier ein Rolle.

— *Beweglichkeit:* Eigenschaft, die die Fähigkeit der Waage charakterisiert, auf kleine Laständerungen zu reagieren.
Sie wird beurteilt nach der Anzeigeänderung, die eine stoßfrei angebrachte kleine zusätzliche Last von festgelegtem Wert (im allgemeinen im Betrag der Fehlergrenze) im Verhältnis zum Sollwert der Anzeigeänderung bewirkt.

— *Reproduzierbarkeit* (Veränderlichkeit): Eigenschaft einer Waage, bei einer gleichen, mehrmals auf den Lastträger aufgesetzten und abgenommenen Last unter gleichen Bedingungen annähernd gleiche Anzeigen zu liefern.

Als quantitatives Maß kann z. B. die Standardabweichung oder die größte Differenz zweier Einzelwerte benutzt werden.

— *Fehler der Wägung:* Abweichung des Wägeergebnisses vom Sollwert der Masse.
— *Fehler der Anzeige der Waage:* Differenz zwischen Anzeige der Waage (Istanzeige der Waage) und dem konventionell richtigen Wert der Meßgröße, der tatsächlichen Belastung (*Sollanzeige* der Waage).
Der Fehler in Prozent ist gleich

$$\frac{\text{Istanzeige} - \text{Sollanzeige} \times 100}{\text{Sollanzeige}}$$

— *Trägfähigkeit (Lim):* Größte statische Last, die eine Waage ohne Gefahr einer Beschädigung und ohne bleibende Änderung ihrer meßtechnischen Eigenschaften trägt. Die Trägfähigkeit ist größer als die Höchslast (Max).
Neigungsbereich (Skalenbereich): Bereich der Skalenwerte (Teilungsmarken) zwischen dem Skalenanfangswert und dem Skalenendwert.
— *Schaltbereich:* Bereich bei Schaltgewichtswaagen, in dem der Lastausgleich durch Schaltgewichtsstücke erfolgt.
— *Schaltstufe:* Kleinster Massewert einer Schaltgewichtseinrichtung, der zu- oder abgeschaltet werden kann.

Weitere, darüber hinausgehende Einzelheiten sind der ASMW-VM 160, 160/02, 160/03 [3, 4, 5] zu entnehmen.

Die ASMW-VM 160, einschließlich der speziellen Eichvorschriften, berücksichtigen im wesentlichen nur mechanische Waagen. Auf Grund der schnellen technischen Entwicklung der elektromechanischen Waagen und elektronischen Einrichtungen an und in Waagen müssen entsprechende meßtechnische Vorschriften noch erarbeitet werden. Spezielle Eichvorschriften für elektromechanische Waagen werden auch Bestandteil der ASMW-VM 160 sein; diese wird aus Standardisierungsgründen ASMW-VM 160/01 genannt werden [6].

4.1.3. Anwendung von Waagen im Bereich der Arzneimittelkontrolle und -herstellung

Im Bereich der *Arzneimittelkontrolle* werden vorrangig Waagen der besonderen Genauigkeitsklasse 1, im Bereich der *Arzneimittelherstellung* Waagen der hohen Genauigkeitsklasse 2 und der mittleren Genauigkeitsklasse 3 eingesetzt, z. B. Neigungswaagen (selbsteinspielende und halbselbsteinspielende Waagen). Diese sind durch verschiedene Bauarten, z. B. als

— Neigungsschaltgewichtswaagen
— Neigungstafelwaagen

unterschiedlicher Höchstlasten im Bereich der Arzneimitteltechnologie vielseitig einsetzbar. Moderne Konstruktionen ermöglichen durch Zusatzeinrichtungen die Wägeprozesse zu rationalisieren (z. B. durch Sklanen- oder Zifferndruckwerk, Tarawägeeinrichtungen). Weiterhin finden oberschalige Waagen (owa labor) der GK II und GK III in der Arzneimittelherstellung Einsatz.

Waagen der groben Genauigkeitsklasse 4 sind im Apothekenwesen nur selten anzutreffen.

In Tab. 3 sind die meßtechnischen Daten der wichtigsten im Bereich der Arzneimittelkontrolle und -herstellung eingesetzten Waagen (Feinwaagen, Präzisionswaagen und Handelswaagen der besonderen, hohen und mittleren GK) zusammengestellt.

Tabelle 3
Meßtechnische Daten von einigen Waagen älterer und neuerer Produktion für den Einsatz im Bereich der Arzneimittelkontrolle und -herstellung

Waagentyp (mit Kurzcharakteristik)	GK	Max in g	Min in g	d bzw. dd bzw. dc in mg
ältere Typen [7]:				
1. Feinwaage Typ 705-03; mechanische Wägestückauflage	I	200	0,05	1
2. Einschalenwaage Typ 707-02; Wägestücke mechanisch bis zur Höchstlast zuschaltbar	I	200	0,05	1
3. Einschalen-Analysen-Schnellwaage Typ SAP 58; Fernbedienung durch Manipulatoren; vollmechanisierte Wägestückauflage	I	200	0,05	1
4. Halbmikroanalysen-Waage Typ HMP 64; Wägeergebnis mechanisch und optisch in einem Blickfeld von der 1. bis 5. Dezimale ablesbar	I	100	0,005	0,1 0,01 (Schätzwert) (mit Noniusablesung)
5. Mikroanalysen-Waage Typ MP 57; mechanische Wägestückauflage von 5 bis 95 mg erfolgt von außen	I	20	0,0001	0,01
neuere Typen [8]:				
6. Mikro-Feinwaage Typ MP 20; für Wägungen hoher Genauigkeit, insbesondere zum Einsatz in Laboratorien aller Fachrichtungen zum Wägen kleinster Massen; Abgleichen mit Wägestücken bis maximal 20 g	I	20	0,0001	0,01
7. Analysen-Halbmikrowaage Typ SAHM 02; in Laboratorien aller Fachrichtungen einsetzbar; Massebestimmung bis 100 g; besonders für schnelle Reihen- oder Serienwägungen, da schaltbarer Taraausgleich über den gesamten Neigungsbereich wirksam	I	100	0,005	0,1 0,01 (Schätzwert) (mit Mikrometer als Ablesehilfe)
8. Feinwaage Typ AV IV S/3-3 bzw. AV IV S/2; AV IV S/3; hauptsächlich für Laboratorien der chemischen und pharmazeutischen Industrie; arbeitet nach dem Substitutionsprinzip, besitzt konstante Empfindlichkeit über den gesamten Wägebereich, da Waage stets unter konstanter Last arbeitet	I	200	0,05	1 (1. Ziffer-Mikrometerskale = Skalenwert) 0,1 (2. Ziffer-Mikrometerskale = Schätzwert)
Oberschalige Waagen [8]:				
Neigungswaagen mit Massestückschaltung; sie dienen zur Massewertbestim-				

Waagentyp (mit Kurzcharakteristik)	GK	Max in g	Min in g	d bzw. dd bzw. dc in mg
mung kleiner und kleinster Massen in den Laboratorien aller Branchen, Instituten, Apotheken, zu Prüf- und Kontrollzwecken in Industrie zu Aus- und Einwägungen von festen Stoffen, Pulvern und Flüssigkeiten.				
9. Typen 34.005/34.006 und 34.011	II	160	0,5	10
10. Typen 34.001 bis 34.004	III	1000	1	100
11. Typ 34.010	III	2000	10	1000
Präzisionsbalkenwaagen[1]) [8]:				
12. T 200	III[3])	200	10	200
13. T 1000	III[3])	1000	50	1000
gleicharmige Handwaagen[2]) [8]:				
14. BP-5	II[4])	5	0,1	5
15. BP-20	II[4])	20	1	10
16. BP-100	II[4])	100	5	50

[1]) Importe aus der VR Bulgarien
[2]) Importe aus der UdSSR
[3]) Ausnahmegenehmigungen, z. T. auch GK II
[4]) Ausnahmegenehmigungen, z. T. auch GK III

Für einige in Tab. 3 aufgeführte Waagen wurden die Fehlergrenzen für die Masseanzeige berechnet und grafisch in den Abb. 4 bis 8 dargestellt. Grundlage der Berechnungen ist ASMW-VM 160 [3—5]. Unter *Fehlergrenze* (auch zulässiger Fehler) ist die Grenze der vereinbarten oder garantierten zugelassenen äußersten Abweichungen von der Sollanzeige oder von einem vorgeschriebenen Wert der Meßgröße zu verstehen. Es ist ersichtlich, daß die bei der Eichung einer Waage zulässigen Verkehrsfehlergrenzen einen zwei- bzw. dreistufigen, treppenförmigen Verlauf nehmen.
Von der Fehlergrenze sind die Begriffe *Meßfehler* (s. S. 49) und *Meßunsicherheit* (s. S. 49) zu unterscheiden.
Fehlergrenzen, die z. B. Waagen im Laufe eines bestimmten Verwendungszeitraumes (z. B. innerhalb der Eichfristen) einhalten müssen, werden als *Verkehrsfehlergrenzen (FG)* bezeichnet. Die Angaben der Verkehrsfehlergrenzen, die für die einfache Nacheichung bzw. Befundprüfung *[FG (N)]* zugrunde gelegt werden, sind in Abhängigkeit von der zu wägenden Masse (*m*) in den Abb. 4 bis 8 mit einem *) gekennzeichnet. Diese betragen stets das Doppelte von den der Ersteichung bzw. verschärften Nacheichung *[FG (E)]* zugrunde liegenden Fehlergrenzen. In fast allen Fällen des täglichen Arbeitens mit den Waagen sind die Verkehrsfehlergrenzen der einfachen Nacheichung bzw. Befundprüfung praxisrelevant.
Fehlergrenzen, wie sie bei der Ersteichung bzw. verschärften Nacheichung, bei Neuanschaffung bzw. Generalreparatur zugrunde gelegt werden, sind nur selten anwendbar.
Für die Waagentypen 11 bis 13 und 14 bis 16 wurden die wägetechnisch wichtigen Daten rechnerisch ermittelt und tabellarisch zusammengefaßt [3] (Tab. 4).

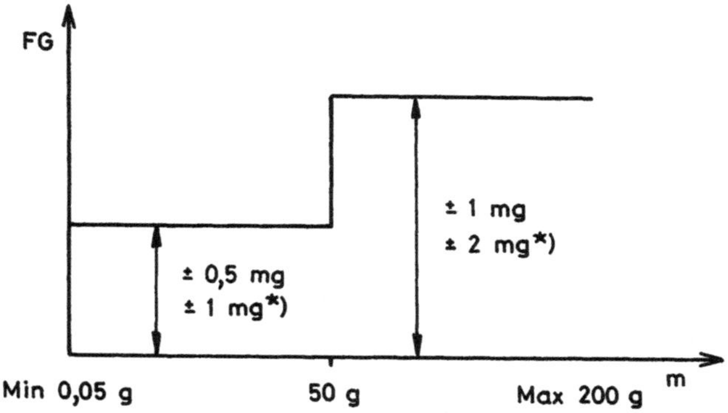

Abb. 4 Fehlergrenzenverlauf z. B. für die Waagentypen 1, 2, 3, 8

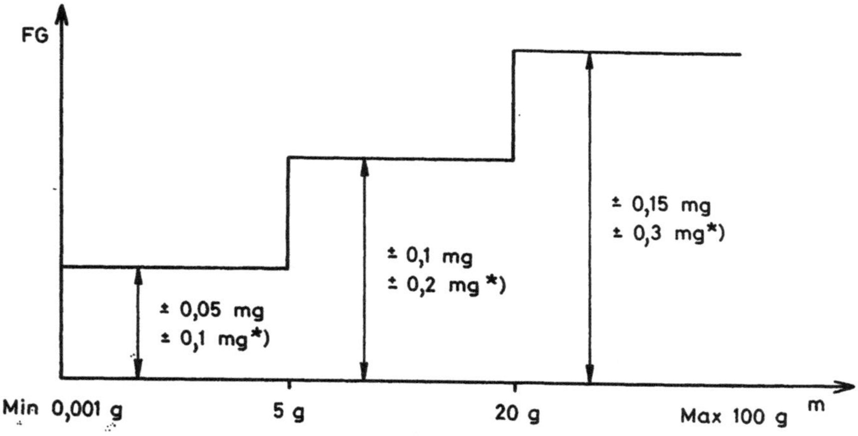

Abb. 5 Fehlergrenzenverlauf z. B. für die Waagentypen 4, 7

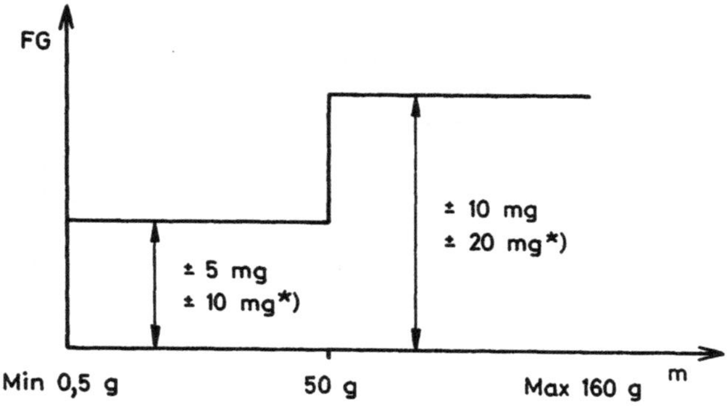

Abb. 6 Fehlergrenzenverlauf z. B. für den Waagentyp 9

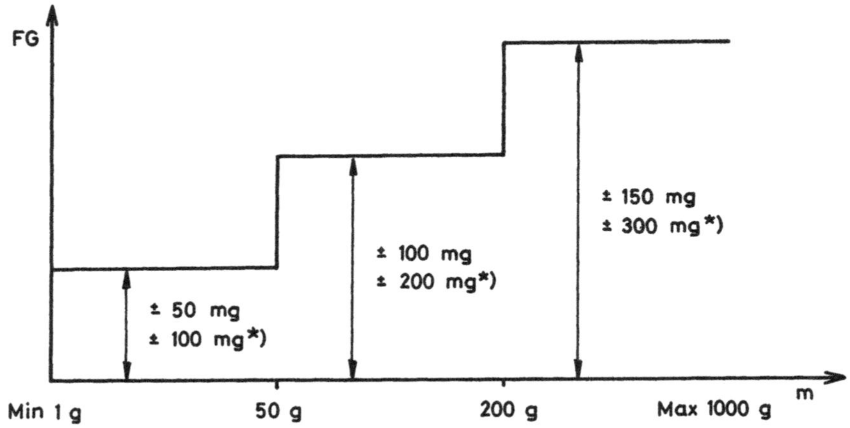

Abb. 7 Fehlergrenzenverlauf z. B. für den Waagentyp 10

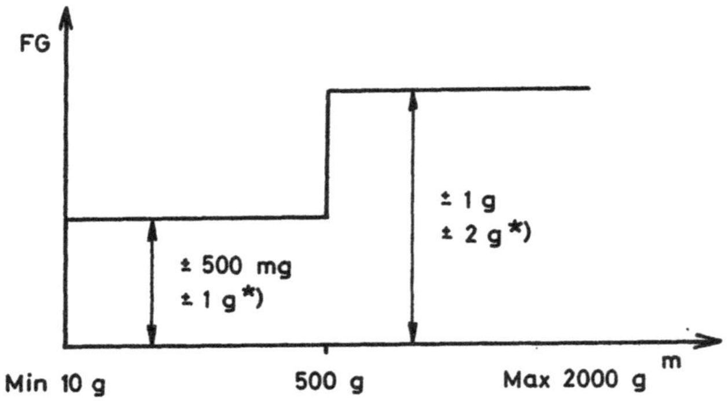

Abb. 8 Fehlergrenzenverlauf z. B. für den Waagentyp II

Welche Schlußfolgerungen ergeben sich für den Einsatz vorstehend genannter und hinsichtlich ihrer meßtechnischen Daten vorgestellter Waagen?
Der im Bereich der Arzneimittelkontrolle oder -herstellung Tätige gewinnt durch die Wägung Informationen über das zu untersuchende stoffliche System. Die Massebestimmung ist ein Teilschritt des analytischen Prozesses. Die durch den Meßvorgang gewonnenen Meßergebnisse sind grundsätzlich und teilweise unabänderlich mit Fehlern behaftet. Es lassen sich zwei Arten von Fehlern unterscheiden:
— *zufällige Fehler*, deren Betrag die Reproduzierbarkeit oder Präzision eines Verfahrens bestimmt;
— *systematische Fehler*, deren Anwesenheit und Größe die Richtigkeit eines Analysenverfahrens und damit der Ergebnisse kennzeichnet.
Während die *Zufallsfehler* ihre Ursachen in Störungen haben, die im Verlaufe des analytischen Prozesses auf die übertragenen Signale einwirken, nicht vollständig vermeidbar und

Tabelle 4
Wägebereiche (*WB*) und Eichfehlergrenzen *FG* (*N*) für folgende Waagentypen

Waagentyp (bezogen auf Tab. 3)	*WB* in g	*FG (N)* in mg
11. 34.010	10 bis 500	±1000
	>500 bis 2000	±2000
12. T 200	10 bis 100	± 200
	>100 bis 200	± 400
13. T 1000	50 bis 500	±1000
	>500 bis 1000	±2000
14. BP-5	0,1 bis 2,5	± 5
	>2,5 bis 5	± 10
15. BP-20	1 bis 5	± 10
	>5 bis 20	± 20
16. BP-100	5 bis 25	± 50
	>25 bis 100	± 100

ihre Ursachen nicht im einzelnen charakterisierbar sind, haben die *systematischen Fehler* ihre Ursache u. a. in Unvollkommenheiten des Meßverfahrens und in der Anwendung ungeeigneter Meßmittel. Der aufgabenspezifische Einsatz der zur Auswahl stehenden Meßmittel ist daher von großer Bedeutung. Er ist mit der Forderung verbunden, die das AB-DDR bzw. AB(D. L.)-DDR an die Genauigkeit *) des Meßergebnisses stellt.
In den folgenden Tabellen sind einige ausgewählte Beispiele aus dem AB-DDR 85 für Identitätsprüfungen (Tab. 5), Reinheitsprüfungen (Tab. 6) und Gehaltsbestimmungen

Tabelle 5
Zuordnung des Meßmittels für die Durchführung einiger ausgewählter Identitätsprüfungen des AB-DDR

Arzneimittel	Identitätsprüfung	geforderte Genauigkeit nach AB-DDR	in Frage kommender Waagentyp
Coffeinum	[*b*] 0,010 g Substanz ...	± 5 mg	1, 2, 3, 8
Denaverinum hydrochloricum	[*c*] 0,050 g Substanz ...	± 5 mg	1, 2, 3, 8
Iodum	[*b*] 0,50 g Substanz ...	± 50 mg	9, 14, 15
Zincum chloratum	[*b*] 0,10 g Substanz ...	± 50 mg	9, 14, 15

*) Der Begriff der Genauigkeit ist nur auf den beschriebenen und definierten Sachverhalt [Güteklassen (Genauigkeitsklassen) der Meßmittel] anzuwenden (vgl. S. 19, 38).

Tabelle 6
Zuordnung des Meßmittels für die Durchführung einiger ausgewählter Reinheitsprüfungen des AB-DDR

Arzneimittel	Reinheitsprüfung	geforderte Genauigkeit nach AB-DDR	in Frage kommender Waagentyp
Zincum oxidatum	[*f*] Glührückstand: 1,0000 g Substanz ...	± 0,5 mg	4, 7, 8
Meprobamatum	[*g*] Sulfatasche: 1,000 g Substanz ...	± 5 mg	1, 2, 3, 8
Kalium iodatum	[*j*] Iodat-, Kupfer-Ionen: 2,000 g Substanz ...	± 5 mg	1, 2, 3, 8
	[*m*] Cyanid-Ionen: 2,00 g Substanz ...	± 50 mg	9, 14, 15
Betainum hydrochloricum	[*d*] Unlösliche Verunreinigungen, Farbe: 0,50 g Substanz ...	± 50 mg	9, 14, 15

Tabelle 7
Zuordnung des Meßmittels für die Durchführung einiger ausgewählter Gehaltsbestimmungen des AB-DDR

Arzneimittel	Gehaltsbestimmung	geforderte Genauigkeit nach AB-DDR	in Frage kommender Waagentyp
Folia Menthae piperitae	[*f*] 10,00 g Substanz ...	± 50 mg	9, 14, 15
Fructus Capsici	[*c*] 2,000 g Substanz ...	± 5 mg	1, 2, 3, 8
Methylium hydroxybenzoicum	[*h*] 0,1000 g Substanz ...	± 0,5 mg	4, 7, 8
Chlordehydromethyltestosteronum	[*h*] 0,05000 g Substanz ...	± 0,05 mg	4, 5, 6, 7

(Tab. 7) aufgeführt, aus denen an Hand der vorgeschriebenen Genauigkeit der Einwaage der entsprechende Waagentyp (oder ein analoger Waagentyp) mit mindestens den in Tab. 3 aufgeführten meßtechnischen Forderungen in Frage kommt.
Der Meß- und Anwendungsbereich errechnet sich für *Waagen ohne Skale* nach ASMW-VM 160 [3] (Tab. 8).

Tabelle 8
Meß- und Anwendungsbereich
Waagen *ohne Skale* nach ASMW-VM 160 [3]

Genauigkeitsklasse	Max	Min	dc
1	100 mg ≦ Max ≦ 1 g	10 dc	0,1 mg
	1 g < Max < 10 g	50 dc	Max/10000
	10 g ≦ Max ≦ 100 g	50 dc	1 mg
	Max > 100 g	50 dc	Max/100000
2	1 g ≦ Max < 5 g	10 dc	Max/1000
	5 g ≦ Max ≦ 100 g	10 dc	5 mg
	Max > 100 g	50 dc	Max/20000
3	20 g ≦ Max ≦ 100 g	50 dc	0,1 g
	100 g < Max < 1 kg	50 dc	Max/1000
	1 kg ≦ Max ≦ 2 kg	50 dc	1 g
	Max > 2 kg	50 dc	Max/2000
4	1 kg ≦ Max ≦ 2 kg	10 dc	5 g
	Max > 2 kg	10 dc	Max/400

Der Eichskalenwert *e* ist im Absolutwert gleich dem Skalenwert dc.

Beispiele:

Berechnung für Min z. B. für
— Waagentyp 1 (GK I)
Max = 200 g, das entspricht den meßtechnischen Daten, wie in Tab. 8 für GK I, 3. Zeile, angegeben
dc = 1 mg
Min = 50 dc
Min = 50 · 1 mg
Min = 50 mg
Min = 0,05 g

— Waagentyp 12 (GK III)
Max = 200 g, das entspricht den meßtechnischen Daten, wie in Tab. 8 für GK III, 2. Zeile, angegeben

$$dc = \frac{Max}{1000}$$

$$dc = \frac{200000}{1000}$$

dc = 200 mg
Min = 10 g

Min = 50 dc
Min = 50 · 200 mg
Min = 10 g

Der Meß- und Anwendungsbereich errechnet sich für *Waagen mit Skale* nach ASMW-VM 160 [3] (Tab. 9).

Tabelle 9
Meß- und Anwendungsbereich
Waagen *mit Skale* nach ASMW-VM 160 [3]

Genauigkeitsklasse	Max	Min	d oder dd	n
1	Max nicht festgelegt	10 d	d ≦ 0,5 mg	n ≧ 100
	Max ≧ 100 g	50 d	d ≧ 1 mg	n > 100000
2	200 mg ≦ Max ≦ 5 kg	1 mg ≦ d ≦ 5 mg 10 d	1 mg ≦ d ≦ 50 mg	200 ≦ n ≦ 100000
	Max ≧ 1 kg	10 mg ≦ d 50 d	d ≧ 100 mg	10000 < n ≦ 100000
3	5 g ≦ Max ≦ 20 kg	0,1 g ≦ d ≦ 1 g 10 d d = 2 g 20 d	100 mg ≦ d ≦ 2 g	50 ≦ n ≦ 10000
	2,5 kg ≦ Max ≦ 100 t	5 g ≦ d ≦ 20 g 20 d 20 g < d ≦ 10 kg 50 d	5 g ≦ d ≦ 10 kg	500 < n ≦ 10000
	Max > 15 t	50 d	d > 10 kg	750 < n ≦ 10000
4	500 g ≦ Max ≦ 5 t	10 d	5 g ≦ d ≦ 10 kg	100 ≦ n ≦ 500
	Max ≧ 4 t	10 d	d > 10 kg	200 ≦ n ≦ 750

Der Eichskalenwert e ist im Absolutwert gleich dem Skalenwert d oder dd. Bei Waagen mit zusätzlicher Ableseeinrichtung ist der Skalenwert d oder dd gleich
- dem kleinsten Skalenwert oder Ziffernschritt der zusätzlichen Anzeigeeinrichtung, wenn die letzte Ziffer nicht gekennzeichnet ist;
- dem Skalenwert oder Ziffernschritt, welcher der vorletzten Ziffer der zusätzlichen Anzeigeeinrichtung entspricht, wenn die letzte Ziffer, z. B. durch Färbung, gekennzeichnet ist.

Beispiele:

Berechnung von Min z. B. für

— Waagentyp 8 (GK I)

Max = 200 g $n > 100000$, d. h.

dd = 1 mg $n = \frac{Max}{dd}$

$n = \frac{200000}{1}$

$n = 200000$

das entspricht den meßtechnischen Daten, wie in Tab. 9 für GK 1, 2. Zeile der Spalte „Min" angegeben;
Min kann wie folgt berechnet werden:

Min = 50 d; Min = 50 x 1 mg = 50 mg

Min = 0,05 g

— Waagentyp 9 (GK II)

Max = 160 g $200 \leqq n \leqq 100000$

dd = 10 mg $n = \frac{Max}{dd}$

$n = \frac{160000}{10}$

$n = 16000$

das entspricht den meßtechnischen Daten wie in Tab. 9 für GK II, 4. Zeile der Spalte „Min" angegeben; Min kann wie folgt berechnet werden:

Min = 50 d; Min = 50 × 10 mg = 500 mg

Min = 0,5 g

4.1.4. Pflege und Wartung von Waagen

Waagen gehören zu den genauesten Meßgeräten, daher verlangen sie zur Erhaltung ihrer Funktionstüchtigkeit einen Mindestaufwand an Pflege und Wartung. Nur dann bewahren sie über einen längeren Zeitraum ihre meßtechnischen Eigenschaften.
Dazu dienen einige nachstehend genannte Hinweise:

— Feinwaagen müssen in regelmäßigen Zeitabständen gesäubert werden;
— Arretiereinrichtung und Schalteinrichtung sowie sonstige Zusatzeinrichtungen sind ruhig und nicht ruckartig zu betätigen;
— auf den Schalen der unbenutzten Feinwaage dürfen weder Wägestücke noch Wägegut belassen werden. Nach jeder Benutzung sind die Schalen und der Wägeraum erforderlichenfalls mit einem Haarpinsel zu säubern;
— Instandsetzungen an Feinwaagen sollten grundsätzlich nur von entsprechenden Fachkräften durchgeführt werden. Sind bei Feinwaagen während einer Instandsetzung die meßtechnischen Eigenschaften geändert worden, so ist eine erneute Eichung erforderlich (s. S. 12).

4.2. Wägestücke

4.2.1. Einteilung der Wägestücke

Diese werden seit dem 1. Januar 1982 in 7 Klassen bzw. Ordnungen (bisher 6) eingeteilt, wobei nicht nur eine zusätzliche Klasse eingeführt, sondern der jeweilige Abstand zwischen

den Klassen bzw. Ordnungen verringert wurde. Die jetzigen Klassen bzw. Ordnungen tragen die Bezeichnungen 1a, 1, 2, 3, 4, 5 und 6. Die Fehlergrenzen wurden in Übereinstimmung mit den internationalen Normativen neu festgelegt.
Grundlage ist der Standard TGL 32565 „Wägestücke mit einer Nennmasse bis 50 kg“, der aus dem Blatt/01 „Technische Forderungen“ [9] und dem Blatt/02 „Prüfung“ [10] besteht. Basis dieses Standards ist ST RGW 717—77 „Wägestücke mit einer Nennmasse bis 50 kg“, wobei Hauptkennwerte der Standards übereinstimmen. Bei beiden Normativen sind auch die internationalen Empfehlungen der Organisation Internationale de Métrologie Légale (OIML) berücksichtigt worden. Festlegungen, die sich in der Praxis bewährt haben (z. B. Formen, Werkstoffe, Kennzeichnungen, Stufung der Nennmassen, Prüfmethoden), wurden beibehalten. In jeder Genauigkeitsklasse gibt es Wägestücke und Normalwägestücke. Sie unterscheiden sich durch ihre Verwendung und das Stempelzeichen (Eich- oder Beglaubigungszeichen).
Das äußere Kennzeichen der jeweiligen *Genauigkeitsklasse* ist das bewährte Symbol, das aus der mit einem Kreis umgebenen Klassenbezeichnung besteht (Abb. 9) [10].

Abb. 9 Genauigkeitsklassenkennzeichen

Praktische Bedeutung im Apothekenwesen haben nur Wägestücksätze der Klassen 2, 4 und 5; Milligrammwägestücke gibt es nur in der Klassen 1 bis 4.

4.2.2. Kennzeichnung, Beschriftung

Sie erfolgt auf den Wägestücken erhaben oder vertieft. Die Angabe der *Nennmassen* geschieht wie in Tab. 10 angegeben:

Tabelle 10
Angabe der Nennmassen (nach [9])

Nennmasse des Wägestückes	anzuwendende Einheit	Einheiten-zeichen
1 bis 500 mg	Milligramm	mg
1 bis 500 g	Gramm	g
1 bis 50 kg	Kilogramm	kg

Die Angabe des *Kennzeichens* der Klasse/Ordnung erfolgt wie in Tab. 11 angegeben:

Tabelle 11
Angabe des Kennzeichens der Klasse/Ordnung (nach [9])

Klasse/ Ordnung	Nennmasse	Kennzeichen	Stelle der Kennzeichnung
1a*)	1 mg bis 50 kg	(1a) oder Klasse 1a/ Ordnung 1a	
1*)	1 mg bis 50 kg	(1) oder Klasse 1/ Ordnung 1	auf dem vorderen Innenrand des Aufbewah-

Tabelle 11
Angabe des Kennzeichens der Klasse/Ordnung (nach [9])

Klasse/ Ordnung	Nennmasse	Kennzeichen	Stelle der Kennzeichnung
2**)	1 mg bis 50 kg	(2) oder Klasse 2/ Ordnung 2	rungskastens oder auf oder unmittelbar neben dem Kennzeichnungsschild
3	1 mg bis 500 g	(3) oder Klasse 3/ Ordnung 3	
	1 kg bis 50 kg	(3)	auf dem Wägestückknopf oder auf der oberen Fläche des Wägestückkörpers
4**)	1 mg bis 500 mg	ohne Kennzeichen	—
	1 g bis 50 kg	(4)	auf dem Wägestückknopf oder auf der oberen Fläche des Wägestückkörpers
5**)	1 g bis 50 kg	(5)	
6	5 g bis 50 kg	ohne Kennzeichen	—

*) ohne praktische Bedeutung
**) finden Anwendung im Apothekenwesen

Angabe des *Satzkennzeichens*
Wägestücke der Klassen bzw. Ordnungen 1, 2 und 3 müssen mit einem Satzkennzeichen (z. B. Ziffern, Buchstaben) versehen sein. Ausgenommen hiervon sind Anhängewägestücke. Bei Wägestücken der Form A und Form B mit einer Nennmasse $\leqq$ 10 mg genügt es, wenn die letzte Ziffer oder der letzte Buchstabe des Satzkennzeichens aufgebracht sind. Gehören zu einem Wägestücksatz der Klassen bzw. Ordnungen 1 a, 1, 2 oder 3 mehrere Wägestücke gleicher Nennmasse, so sind die zweiten und die weiteren Wägestücke gleicher Nennmasse mit Punkten als Unterscheidungsmerkmal (bei Wägestücken am Draht durch verschiedenartiges Umbiegen ihrer Enden) zu kennzeichnen. Der Name oder das Kennzeichen des Herstellers dürfen auf Wägestücken der Klassen/Ordnungen 4, 5 und 6 angebracht sein.

4.2.3. Aufbewahrung der Wägestücke

Die Wägestücke der Klassen/Ordnungen 1 a, 1 und 2 sowie die Wägestücke der Klasse/ Ordnung 3 mit einer Nennmasse $\leqq$ 500 g müssen in Aufbewahrungskästen untergebracht sein. In diesen Aufbewahrungskästen muß für jedes Wägestück eine Aussparung vorhanden sein, aus der es bei geschlossenem Deckel nicht herausfallen kann. Bei Klasse/Ordnung 4 können mehrere Wägestücke mit einer Nennmasse $\leqq$ 500 mg in einer Aussparung aufbewahrt werden.

Den Aufbewahrungskästen für Wägestücke der Klassen/Ordnungen 1a, 1 und 2 müssen Hilfsmittel (z. B. Pinzetten) zur Handhabung aller Wägestücke beigegeben werden.
Den Aufbewahrungskästen für Wägestücke der Klassen/Ordnungen 3 und 4 mit einer Nennmasse $\leqq$ 500 mg müssen Pinzetten beigegeben sein, die nur für Wägestücke zu verwenden sind, die kleiner als 1 g sind.
Auf den Aufbewahrungskästen müssen folgende Angaben angebracht sein:
— Klasse bzw. Ordnung
— Hersteller
— Satzkennzeichen (bei Wägestücke der Klassen/Ordnungen 1a, 1, 2, 3)
— Nennmassebereich
— Werkstoff
— Herstelljahr
— Stempelzeichen
Sind Wägestücke verschiedener Klassen bzw. Ordnungen in einem Aufbewahrungskasten untergebracht, so muß dies ebenfalls auf dem Aufbewahrungskasten gekennzeichnet sein.
z. B. Wägestücke 1 bis 500 mg der Klasse 4 und
Wägestücke 1 bis 500 g der Klasse 5.

Tabelle 12
Fehlergrenzen für die *einfache Nacheichung* und Befundprüfung [9]; Auszug

Nennmasse	w_N in mg						
	Klasse 1a Ordnung 1a	Klasse 1 Ordnung 1	Klasse 2 Ordnung 2	Klasse 3 Ordnung 3	Klasse 4 Ordnung 4	Klasse 5 Ordnung 5	Klasse 6 Ordnung 6
1 mg	0,004	0,012	0,04	0,12	0,4	—	—
2 mg	0,004	0,012	0,04	0,12	0,4	—	—
5 mg	0,004	0,012	0,04	0,12	0,4	—	—
10 mg	0,004	0,016	0,05	0,16	0,5	—	—
20 mg	0,006	0,020	0,06	0,20	0,6	—	—
50 mg	0,008	0,024	0,08	0,24	0,8	—	—
100 mg	0,01	0,03	0,1	0,3	1,0	—	—
200 mg	0,012	0,04	0,12	0,4	1,2	—	—
500 mg	0,016	0,05	0,16	0,5	1,6	—	—
1 g	0,02	0,06	0,2	0,6	2,0	5	—
2 g	0,024	0,08	0,24	0,8	2,4	5	—
5 g	0,03	0,1	0,3	1,0	3	10	50
10 g	0,04	0,12	0,4	1,2	4	20	50
20 g	0,05	0,16	0,5	1,6	5	20	50
50 g	0,06	0,2	0,6	2	6	30	100
100 g	0,1	0,3	1	3	10	30	100
200 g	0,2	0,6	2	6	20	50	100
500 g	0,5	1,5	5	15	50	100	250
1 kg	1	3	10	30	100	200	500
2 kg	2	6	20	60	200	400	1000
5 kg	5	15	50	150	500	800	2500

In den Aufbewahrungskästen für Wägestücke der Klassen/Ordnungen 1 a, 1 und 2 muß ein Schild befestigt sein mit dem Hinweis, daß die Wägestücke nur mit den vorgeschriebenen Hilfsmitteln zu handhaben sind.

4.2.4. Meßtechnische Forderungen

Bei der einfachen Nacheichung und Befundprüfung dürfen die für die analytische Praxis eingesetzten Arbeitswägestücke um den in Tab. 12 festgelegten Wert w_N leichter oder schwerer sein als die Nennmasse.
Unter diesen Bedingungen sind die zulässigen Fehlergrenzen der Wägestücke (s. Tab. 12) klein gegenüber den Eichfehlergrenzen *[FG (N)]* der Waagen (vgl. auch [1]).
Die für die Ersteichung und verschärften Nacheichungen zugrunde gelegten Fehlergrenzen betragen in der Regel die Hälfte der in Tab. 12 ausgewiesenen Fehlergrenzen.
Die bei einer Wägung auftretenden Fehler setzen sich nicht nur aus dem Fehler der Wägestücke zusammen. Die Zuordnung von Wägestücken zu Waagen der entsprechenden Genauigkeitsklasse wird, wie in Tab. 13 angegeben, empfohlen.

Tabelle 13
Zuordnung von Wägestücken

Waagen der GK	Wägestücke der GK
1	2
2	(2), 3 oder 4
3	3, 4 oder 5

4.2.5. Pflege und Wartung von Feinwägestücken

— Feinwägestücke sind nach jedem Benutzen, zumindest aber täglich bei Beendigung der Wägungen, in die zugehörigen Aufbewahrungskästen zurückzugeben, damit sie nicht einstauben oder von der Luft, von Dämpfen u. ä. angegriffen werden. Wird das nicht beachtet, so macht sich ein häufiges Reinigen der Feinwägestücke erforderlich. Die dadurch möglicherweise auftretenden Masseänderungen können erheblich größer sein als die zulässigen Fehlergrenzen. Müssen Feinwägestücke dennoch gereinigt werden, so sollte das nur mit fettfreiem Haarpinsel oder sauberen Leinentüchern und reinem Ethanol (95 Vol.-%) erfolgen.
— Feinwägestücke dürfen nicht mit bloßen Händen angefaßt werden, da der Handschweiß auch eine polierte Oberfläche zerstört und die Feuchtigkeit sowie anhaftende Schmutzpartikel die Masse der Wägestücke ändern. Zur Handhabung sind nur Pinzetten zu verwenden, deren Spitzen leicht gebogen sind und aus einem Werkstoff besteht, der sich nicht merklich elektrostatisch auflädt und die Oberfläche der Wägestücke nicht beschädigt (z. B. Kunststoff).
— Feinwägestücke aus verschiedenen Sätzen dürfen nicht vertauscht werden, da sonst die Meßunsicherheit bei den Wägungen erhöht werden kann.
— Zur Eichung sind sie nur satzweise in den zugehörigen Aufbewahrungskästen vorzulegen. Dabei ist auf Übereinstimmung der auf den Wägestücken und dem Aufbewahrungskasten aufgebrachten Satzkennzeichen zu achten (vgl. auch S. 33).

Literatur

[1] H. Frenzel: Zum Einsatz der Wägetechnik im Apothekenwesen. Pharmazeut. Praxis **39** (1984), 3
[2] Amt für Standardisierung, Meßwesen und Warenprüfung: Merkblatt für Wäger. Verlag Die Wirtschaft, Berlin 1983
[3] ASMW-VM 160. Masse. Nichtselbsttätige Waagen. Allgemeine Eichvorschrift, verbindlich ab 1. 7. 1975
[4] ASMW-VM 160/02. Masse. Nichtselbsttätige Waagen. Genauigkeitsklasse 1. Eichvorschrift, verbindlich ab 1. 9. 1979
[5] ASMW-VM 160/03. Masse. Nichtselbsttätige Waagen. Genauigkeitsklasse 2. Eichvorschrift, verbindlich ab 1. 9. 1979
[6] P. Köhler: Allgemeine Eichvorschrift ASMW-VM 160 „Nichtselbsttätige Waagen". Standardisierung und Qualität **5** (1980), 223
[7] W. Telle: Chemische Laboratoriumsgeräte (2. Aufl.). VEB Verlag für Grundstoffindustrie, Leipzig 1969, S. 343
[8] Informationsmaterial des VE Kombinats Maschinenbauhandel Berlin, Gruppe Werbung und Messen, Sitz Leipzig (Ausgabe 1979)
[9] TGL 32565/01: Wägestücke mit einer Nennmasse bis 50 kg. Technische Forderungen, verbindlich ab 1. 12. 1981
[10] TGL 32565/02: Wägestücke mit einer Nennmasse bis 50 kg. Prüfung, verbindlich ab 1. 12. 1981

5. Volumenmeßmittel

Volumenmeßmittel aus Glas sind Geräte, die zur Bestimmung des Volumens von Flüssigkeiten dienen, wobei der Meniskus einer Flüssigkeitssäule auf entsprechende Teilstriche einer Skale bzw. Ringmarke (= langer Teilstrich) eingestellt wird oder sich selbst einstellt.

5.1. Kennzeichnung [1]

Auf jedem Volumenmeßmittel müssen folgende Angaben angebracht sein:
- Warenkennzeichen des Herstellerbetriebes (Abb. 10), z. B. pula*)
- Nennvolumen
- Maßeinheit des Volumens, z. B. 1 ml oder 10 cm^3
- Justierart, z. B. „In“ bzw. „Ex“
- Bezugstemperatur, z. B. 20 °C; (27 °C)
- Genauigkeitsklasse, z. B. A bzw. B
- Gütezeichen (Abb. 11)

Auf den Meßmitteln ist es zulässig, folgendes zusätzlich anzugeben:
- Identifikationsnummern
- Ablaufzeit in Sekunden für Wasser
- zulässiger Volumenfehler (Fehlergrenzen) z. B. Tol. $\pm$0,5 ml
- Bezeichnung des Fachbereichsstandards
- Glasbezeichnung, z. B. Rasotherm®
- Wartezeit (nur für Volumenmeßmittel mit Wartezeit), z. B. Ex + 10 s
- Name oder chemische Formel, falls zur Justierung von Volumenmeßmitteln andere Flüssigkeiten als Wasser verwendet werden, z. B. H_2SO_4, Amylalkohol

Diese Angaben werden in den nächsten Jahren nach und nach praxiswirksam werden und dem Anwender zusätzliche Informationen über die meßtechnischen Eigenschaften des Volumenmeßmittels vermitteln.

Abb. 10 Warenkennzeichen des VEB Kombinat Technisches Glas Ilmenau

*) Glaserzeugnisse aus der SFR Jugoslawien

Abb. 11 Gütezeichen

5.2. Beschriftung von Volumenmeßmitteln

Die Beschriftung muß dauerhaft oder dauerhaft farbig sein (z. B. Siebdruck). Farbcode zur Unterscheidung des Volumens und der Genauigkeitsklasse, z. B. bei Meßpipetten und Vollpipetten, entsprechen internationalen Festlegungen (Farbstreifen). So sind z. B. Meßpipetten der GK B/S der verschiedenen Nennvolumina durch farbige Streifen gekennzeichnet, wobei der farbige Streifen mindestens die Hälfte des Rohrumfanges betragen und dauerhaft auf der Pipette aufgetragen sein muß (s. Tab. 14).
An Hand der verschiedenen Farbigkeit der Schriftbildes ist eine Unterscheidung der Genauigkeitsklassen möglich. So ist z. B. das Schriftbild für Vollpipetten der GK A gelb, das der GK B/S blau [2]. Das Aufbringen des Schriftbildes erfolgt z. Z. im Siebdruckverfahren. Auch das Diffusionsdruckverfahren (braunes Schriftbild) wird praktiziert.

Tabelle 14
Farbige Kennzeichnung von Volumenmeßmitteln (nach [2])

Meßmittel	GK	Nennvolumen in cm^3	Farbe des Streifens
Vollpipetten	A	0,5	2 Streifen schwarz
		1	blau
		2	orange
		5	weiß
		10	rot
		20	gelb
		25	blau
		50	rot
Meßpipetten	B/S	1	gelb
		2	schwarz
		5	blau/rot
		10	orange
		25	weiß

5.3. Meßtechnische Begriffe

Um Volumenmeßmittel arbeitsplatz- und aufgabenbezogen richtig einzusetzen, ist es erforderlich, im folgenden einige meßtechnische Begriffe — soweit zum weiteren Verständnis notwendig — zu erläutern:

— *Genauigkeitsklasse;* sie ist die Charakteristik eines Volumenmeßmitteln, für das einheitliche Forderungen an die Genauigkeit festgelegt sind.
  Generell unterscheiden wir bei Volumenmeßmitteln zwei Genauigkeitsklassen:

— hohe Genauigkeit = Genauigkeitsklasse A, d. h. eichfähig oder bereits geeicht,
— niedere Genauigkeit = Genauigkeitsklasse B, d. h. nicht eichfähig.

Mit dem Buchstaben S gekennzeichnete Volumenmeßmittel sind in jedem Falle Volumenmeßmittel der Genauigkeitsklasse B mit verkürzter Ablaufzeit und einer gesondert angegebenen Wartezeit, die bei Volumenmeßmittel der Genauigkeitsklasse A entfällt. Eindeutiger wäre es, diese mit den Buchstaben B/S zu bezeichnen.

— *Nennvolumen* ist der Meßwert eines Volumenmeßmittels, der dem Gesamtvolumen entspricht;
— *Sollvolumen* ist das vorgegebene, auf dem Volumenmeßmittel aufgetragene Nenn- oder Teilvolumen;
— *Istvolumen* ist der bei der Messung ermittelte Volumenwert des Meßmittels;
— *Teilvolumen* ist ein am Volumenmeßmittel ablesbarer Teil des Nennvolumens.
  Die Differenz zwischen Ist- und Sollvolumen ist der *Fehler des Volumenmeßmittels*.
— *Volumeneinheit*, Maßeinheit des Volumens: Die gesetzlich verbindliche abgeleitete SI-Einheit für das Volumen ist das Kubikzentimeter (cm^3). Die Einheit Milliliter (ml) sowie deren Ableitungen, z. B. Mikroliter (µl), sind zulässig;
— *Justierung:* Ermittlung und Markierung des Nenn- oder Teilvolumens als Grundlage zur Anbringung von Ringmarken, Strichmarken oder Skalen. Sie erfolgt auf *Ausguß* (Ablauf), gekennzeichnet mit „*Ex*“ oder *Einguß*, gekennzeichnet mit „*In*“, jeweils mit destilliertem Wasser. Erfolgt die Ermittlung und Markierung des Nenn- oder Teilvolumens, indem eine bestimmte Flüssigkeitsmenge
  in ein trockenes Volumenmeßmittel eingefüllt wird, so liegt *Justierung auf Einguß* (In) vor;
  unter Beachtung des Benetzungsrückstandes aus einem Volumenmeßmittel entleert wird, so liegt *Justierung auf Ausguß* (Ex) vor.
  Büretten, Voll- und Meßpipetten werden auf Ausguß justiert (Ex), sie behalten nach dem Leerlaufen einen Flüssigkeitsrest in der Auslaufspitze, der beim Justieren berücksichtigt wurde. Dieses Restvolumen darf nicht beseitigt werden, wenn die Fehlergrenzen der Meßgeräte eingehalten werden sollen.
  Meßzylinder, Meßkolben, Kapillarpipetten, Pyknometer werden auf Einguß justiert (In), sie geben die Flüssigkeitsmenge an, die die Geräte bei der jeweiligen Marke anzeigen. Die ausgegossene Flüssigkeitsmenge ist daher kleiner als das Nennmaß.
— *Wartezeit* ist die Zeit in Sekunden, die für Volumenmeßmittel festgelegt ist, die auf Ablauf justiert sind, beginnend vom Moment der Beendigung der Auslaufzeit. Die Angaben über die Wartezeit beziehen sich nur auf destilliertes Wasser.
  Für Volumenmeßmittel, die auf Ausguß (Ex) justiert sind, muß in den Erzeugnisstandards die Ablaufzeit und, wenn notwendig, die Wartezeit festgelegt sein. Die Angaben von Ablauf- und Wartezeit, z. B. für Meßpipetten und Vollpipetten, sind Tab. 15 zu entnehmen.
  Ablauf- und Wartezeiten entsprechen den ASMW-VM bzw. internationalen Standardvorschriften.
  Auslaufspitzen dürfen nicht verändert werden, wenn exakte Meßergebnisse erzielt werden sollen.
— *Bezugstemperatur* ist die Temperatur, für die das Volumenmeßmittel aus Glas justiert ist; sie wird auf 20 °C festgelegt. Bei Lieferung von Meßmitteln in Länder mit tropischem Klima wird das Volumen bei einer Temperatur von 27 °C justiert.
— *Eichung* ist die vom ASMW oder in dessen Auftrag durchgeführte Prüfung eines für be-

Tabelle 15
Ablauf- und Wartezeiten für Meßpipetten und Vollpipetten (nach [2])

Meßpipetten		cm³	1	2	5	10	25
Ablaufzeit (in s) für GK		A	20 bis 40				30 bis 50
		B/S	5 bis 10		6 bis 10		8 bis 15
Wartezeit (in s) für GK		A			keine		
		B/S			3		

Vollpipetten		cm³	0,5	1	2	5	10	20
Ablaufzeit (in s) für GK	A	min	10	10	10	15	15	25
		max	15	15	20	30	35	50
	B/S	min	4	5	5	7	8	9
		max	8	9	9	11	12	13
Wartezeit (in s) für GK	A					keine		
	B/S					3		

stimmte Anwendungszwecke eingesetzten eichfähigen Meßmittels zur Feststellung und Beurkundung, daß das Meßmittel den Anforderungen besonderer Vorschriften (Eichvorschriften) entspricht. Die Eichung wird durch den *Eichstempel* amtlich bestätigt. Der Hauptstempel (s. Abb. 1) ist auf den Körper des Volumenmeßmittels in der Nähe der Kennzeichnung oder der oberen Meßraumbegrenzung anzubringen. Die Ablaufspitze ist mit dem *Sicherungsstempel* (s. S. 14) zu versehen.
Auf Antrag darf ein *Eichschein* ausgestellt werden, auf dem das festgestellte Volumen anzugeben ist. Der Eichschein muß mit dem Hauptstempel (Kennzahl, Eichzeichen, Jahreszeichen) versehen sein.

5.4. Anforderungen an die Herstellung und Prüfung von Volumenmeßmitteln

5.4.1. Herstellung von Volumenmeßmitteln

Volumenmeßmittel werden auf Basis von DDR-Standards (TGL), die weitgehend auf den Empfehlungen der ISO (International Organization for Standardization) beruhen, gefertigt. Die Herstellung erfolgt aus durchsichtigem, farblosem Geräteglas, das mindestens der 3. Wasserbeständigkeitsklasse (bei 98 °C) entspricht; ein unbedeutender Farbstich in Abhängigkeit vom Glastyp ist zugelassen. Hochwertiges Borosilicatglas (Warenkennzeichen Rasotherm®) der 1. Wasserbeständigkeitsklasse wird vor allem bei Glasgeräten eingesetzt, die besonders hohen Anforderungen der Praxis gerecht werden müssen, z. B. Schliffbauteile,

Tabelle 16
Zulässige und unzulässige Glasfehler [1]

Genauigkeitsklasse	
A	B bzw. B/S
unzulässig sind: — Risse, Steine, offene Blasen und Blasen, die sich öffnen lassen (gilt auch für B bzw. B/S) — Fehler im Bereich der Skale, Ringmarke oder Strichmarke — Unterbrechungen von Teilstrichen, Ringmarken oder Strichmarken	*erlaubt sind:* Knoten, Kratzer, Blasen, Schlieren, sofern Funktion und Ablesbarkeit nicht beeinträchtigt werden

einige chemisch-technische Hohlglas-Erzeugnisse (Becher, Kristallisierschalen, Rundkolben, Zentrifugengläser, Kjeldahlkolben, Flaschenaufsatz-Dosierer u. a.). Zulässige und unzulässige Glasfehler für Volumenmeßmittel der Genauigkeitsklassen A und B sind Tab. 16 zu entnehmen.
Die Meßmittel müssen entspannt („getempert") sein, um die innere Thermospannung abzubauen. Unbedeutende gleichmäßig verteilte Eigenspannungen ohne scharfe Begrenzung sind zulässig.
Als Basis zur Herstellung von Volumenmeßmitteln dienen DDR-Standards.

5.4.2. Prüfung von Volumenmeßmitteln

Durch Prüfung wird festgestellt, ob die zu prüfenden Volumenmeßmittel den vereinbarten, vorgeschriebenen oder erwarteten Bedingungen, die in den z. Z. gültigen DDR-Standards und ASMW-Vorschriften genannt sind, entsprechen. Die Prüfung kann *subjektiv* durch Sinneswahrnehmung oder *objektiv* mit einem Prüfmittel erfolgen.
In Tab. 17 sind einige zu prüfende Einzelheiten zusammengestellt.

Tabelle 17
Prüfparameter für Volumenmeßmittel

Prüfparameter	Prüfung erfolgt
Volumen, Volumenfehler	nach den z. Z. gültigen ASMW-VM
Teilung und Beschriftung	visuell mit normalsichtigen oder entsprechend korrigierten Augen bzw. mit geeigneten Meßgeräten
Abmessungen, Einhaltung der vorgegebenen Toleranzgrenzen	mit entsprechenden Meßgeräten
Werkstoff	visuell mit normalsichtigen oder entsprechend korrigierten Augen; im Zweifelsfall mit Meßlupe
Eigenspannung	mit optischer Spannungsprüfeinrichtung

Volumenmeßmittel, die weder den in Tab. 16 noch den in Tab. 17 genannten Prüfungen entsprechen, werden von den weiteren Prüfungen nach Stichprobenplänen ausgeschlossen. Sie werden, sofern ökonomisch vertretbar, korrigiert oder verworfen. Die weiteren qualitativen Prüfungen werden als Stichprobenprüfungen durchgeführt. Grundlage ist der DDR-Standard 14450, Statistische Qualitätskontrolle [3]. Hierbei werden Einheiten eines Postens nach einem vorher festgelegten *Stichprobenplan* geprüft. Eine *Stichprobe* ist dabei eine Menge von Einheiten eines bestimmten Volumenmeßmittels — im Grenzfall bei einer 100-Prozent-Prüfung alle Einheiten des Postens — die zufällig dem Posten entnommen wird, damit ihre Merkmale repräsentativ für die zu prüfenden Merkmale des Postens sind.
Die erforderlichen Kenngrößen dieser Stichprobenprüfungen sind: der durch die Anzahl n gegebene *Umfang der Stichprobe*, die *Annahmezahl Ac*, die *Rückweisezahl Re* und die *annehmbare Qualitätslage AQL*. Durch Veränderung *einer* der gewählten Kenngrößen kann die Schärfe der Prüfung gegenüber der normalen Stichprobenprüfung erhöht oder vermindert werden. Es gibt Einfach-, Doppel-, Mehrfachstichprobenpläne.
Bei *Einfach-Stichprobenplänen* wird die Entscheidung über die Annahme oder Rückweisung eines Postens nach der Prüfung einer einzigen Stichprobe getroffen; Anwendung z. B. bei Volumenmeßmitteln, deren Prüfkosten gering sind.
Bei *Doppel-Stichprobenplänen* wird nach der Prüfung der ersten Stichprobe zunächst über Annahme, Rückweisung oder Weiterprüfung entschieden. Erfolgt Weiterprüfung, so wird nach einer zweiten Stichprobe endgültig über Annahme oder Rückweisung des Postens entschieden; Anwendung z. B. bei Volumenmeßmitteln, wo Einfach-Stichprobenpläne wegen des großen Stichprobenumfangs nicht anwendbar sind.
Bei *Mehrfach-Stichprobenplänen* wird die Prüfung einer vorher festgesetzten Anzahl von Stichproben nacheinander so lange durchgeführt, bis über Annahme oder Rückweisung des Postens entschieden wird. (Anwendung z. B. bei Volumenmeßmitteln, wenn die für die Auswahl und Prüfung erforderliche Zeit kurz ist und die Prüfkosten hoch sind.)
Für Volumenmeßmittel werden die Prüfniveaus I, II und III (s. [3]) angewandt; im allgemeinen wird Prüfniveau II angewandt. Ist eine kleinere Trennfähigkeit erlaubt, so kann Prüfniveau I und umgekehrt, für eine größere Trennfähigkeit, Prüfniveau III angewandt werden.
Unter *annehmbarer Qualitätslage* (AQL) ist das maximale Niveau der Fehlerhaftigkeit (für einzelne Posten) oder das mittlere Niveau der Fehlerhaftigkeit (für eine Folge von Posten) zu verstehen, das für den Zweck der Annahme des Postens als zufriedenstellender Prozeßdurchschnitt angesprochen werden kann. Wenn z. B. ein Abnehmer einen bestimmten AQL-Wert für einen gewissen Fehler oder eine Klasse von Fehlern vorgibt, so teilt er damit dem Produzenten mit, daß sein Stichprobenumfang die überwiegende Mehrheit er Lose unter der Voraussetzung annehmen wird, daß der Prozeßdurchschnitt in den Losen nicht größer ist als der vorgegebene AQL-Wert. Das Niveau der Fehlerhaftigkeit wird durch die

$$\text{Anzahl der Fehler je 100 Erzeugniseinheiten} \quad \frac{\text{Anzahl der Fehler}}{\text{Anzahl der geprüften Einheiten}} \times 100$$

bestimmt.
Der AQL-Wert bestimmt nicht das Niveau der Fehlerhaftigkeit einzelner Posten und garantiert daher nicht die Erfüllung der Forderungen des Abnehmers für jeden einzelnen Posten, sondern garantiert deren Erfüllung im Mittel für eine Folge von Posten.
Tabelle 18 enthält Angaben über Stichprobenpläne, Prüfniveaus, AQL-Werte, Annahme-

Tabelle 18
Angaben über Stichprobenpläne, Prüfniveaus, AQL-Werte, Annahme- und Rückweisezahlen für einige Volumenmeßmittel

Volumenmeß-mittel	Stichproben-plan	Prüfniveau	AQL-Wert	Ac	Re
Vollpipetten					
(GK A)	Einfach-	II	4,0	5	6
Meßpipetten					
(GK B/S)	Einfach-	II	6,5	7	8
Meßkolben					
(GK A	Einfach-	nach Vereinb.	2,5	3	4
GK B)		(z. B. II)	4,0	5	6
Meßzylinder					
(GK B)	Einfach-	II	4,0	5	6

Postenumfang: 281 bis 500
Stichprobenumfang n: 50 (nach [3])
nach den z. Z. gültigen technologischen Dokumentationen

Volumenmeß-mittel	Stichproben-plan	Prüf-niveau	AQL-Wert	Ac	Re	n
Büretten						
(GK A	Einfach-	III	4,0	3	4	32
GK B)		II	6,5	3	4	20
Mischpipetten	Doppel-	II	2,5	0[1])	2	13
R/W (GK A)				1[2])	2	

Postenumfang: 91 bis 150

[1]) Anzahl fehlerhafter Mischpipetten in der 1. Stichprobe
[2]) Anzahl fehlerhafter Mischpipetten in der 2. Stichprobe

Tabelle 19
Abweichungen von den in den technologischen Dokumentationen ausgewiesenen Normen bei einigen Volumenmeßmitteln

Volumenmeßmittel	GK	Abweichungen in %
Vollpipetten	A	12
Meßpipetten	B/S	16
Meßkolben	A	8
Meßkolben	B	12
Meßzylinder	B	12
Büretten	A	≈12
Büretten	B	≈20
Mischpipetten	A	≈15

und Rückweisezahlen entsprechend den z. Z. gültigen technologischen Dokumentationen für einige Volumenmeßmittel.
Daraus ist die Schlußfolgerung zu ziehen, daß ein bestimmter Prozentsatz von Volumenmeßmitteln Abweichungen von den in den technologischen Dokumentationen vorgegebenen meßtechnischen Parameter aufweist. Diese Abweichungen (in %) wurden für einige Volumenmeßmittel errechnet und sind in Tab. 19 zusammengefaßt.
Beim Arbeiten mit Volumenmeßmitteln der Genauigkeitsklassen A und B ist daher unbedingt zu beachten, daß „statistische Ausreißer" vorhanden sein können. Das ist bei der Bewertung von Analysenverfahren und -ergebnissen nicht zu unterschätzen. Daher sollten Volumenmeßmittel — sofern sie nicht geeicht sind — vor Gebrauch in geeigneter Weise auf *Richtigkeit* kontrolliert und innerbetrieblich einheitlich und dauerhaft gekennzeichnet werden. Volumenkontrollen sind durch analytische Wägung möglich; die Fehlergrenzen und Justierung beziehen sich auf destilliertes bzw. aufbereitetes Wasser bei 20 °C. Diese selbst durchgeführten *Richtigkeitskontrollen* sind mit Meßunsicherheiten behaftet, sie schließen grobe Abweichungen mit Sicherheit jedoch aus (s. auch S. 51).
Für bestimmte Einsatzzwecke sind daher *geeichte Volumenmeßmittel* zu verwenden.

5.5. Eichung von Volumenmeßmitteln

Beim analytischen Arbeiten mit Volumenmeßmitteln der Genauigkeitsklassen A und B sind nicht nur deren Fehlergrenzen (die zulässige Fehlergrenze für Volumenmeßmittel der Genauigkeitsklasse B, außer Pyknometer und Meßzylinder, darf das Doppelte des Volumenfehlers der Genauigkeitsklasse A nicht überschreiten), sondern auch der Anteil an „statistischen Ausreißern", die Abweichungen von den in den technologischen Dokumentationen ausgewiesenen Fehlergrenzen zeigen (s. Tab. 19), zu beachten. Um diese „statistischen Ausreißer" zu eliminieren, sind für bestimmte Einsatzgebiete (z. B. Durchführung von Schiedsanalysen und Erstattung von Gutachten) unbedingt *geeichte Volumenmeßmittel* einzusetzen.
Wie werden Volumenmeßmittel geeicht?
Die Betriebe, die Volumenmeßmittel herstellen, legen den Dienststellen der ASMW mustergetreu gefertigte Meßmittel aus Glas zur *Ersteichung* vor. Die *Annahmeprüfung* für die Ersteichung von Meßmitteln aus Glas wird ebenfalls auf der Grundlage der mathematisch-statistischen Qualitätskontrolle nach TGL 14450 [3] nach dem *Doppelstichprobenplan* in *Prüfstufe III* durchgeführt. Entsprechend der z. Z. gültigen ASMW-VM 206 [4] wird eine Annahmeprüfung durchgeführt, die den Charakter einer *Beschaffenheitsprüfung* hat. Geprüft werden z. B.

- Werkstoff (z. B. farbloses, spannungsfreies Geräteglas mindestens der 3. Wasserbeständigkeitsklasse);
- Ausführung (z. B. kreisförmiger Querschnitt von Meßpipetten);
- Kennzeichnung, Beschriftung (z. B. Gütezeichen, Herstellerzeichen, Genauigkeitsklasse, Nennvolumen, Einheit des Nennvolumens, Bezugstemperatur, Kennzeichnung der Justierart).

Prüflinge, die *eine* dieser technischen Forderungen *nicht* einhalten, sind von der Eichung auszuschließen. Nach Reinigung der Pipetten (Chromschwefelsäure oder heiße Seifenlauge) wird die meßtechnische Prüfung ausgeführt, wenn z. B. die Pipetten die Prüftemperatur von +20 °C ±2 K angenommen haben. Die Volumenbestimmung erfolgt in den

meisten Fällen gravimetrisch nach der Bordaschen Wägemethode (Tarawägung). Die *Eichung* von Volumenmeßmitteln wird in den vom ASMW autorisierten meßtechnischen Prüfstellen (vgl. Tab. 20) nach den entsprechenden z. Z. gültigen ASMW-VM durchgeführt, die in den Kapiteln „Volumenangaben, Volumenmessung" des AB-DDR/AB (D. L.)-DDR zusammengestellt sind. Die Ergebnisse der meßtechnischen Prüfung sind vom Beobachter zu protokollieren, die Auswertung von einem weiteren Mitarbeiter zu kontrollieren. Bei Ausstellung eines *Eichscheines* ist die meßtechnische Prüfung mindestens 1 mal an einem Tag von einem anderen Mitarbeiter zu wiederholen. Als Fehler gilt die Differenz der arithmetischen Mittelwerte aus beiden Prüfungen. Werden die in den ASMW-VM genannten meßtechnischen Forderungen nicht erfüllt, sind die Prüflinge von der Eichung auszuschließen.
Der *Hauptstempel* (s. S. 14) ist auf dem Körper des betreffenden Volumenmeßmittels in der Nähe der Kennzeichnung anzubringen. Ablaufspitzen, Hähne als Meßraumbegrenzungen und obere Meßraumbegrenzungen, an die kein Hauptstempel angebracht wird, sind — soweit zugänglich — mit dem *Sicherungsstempel* (s. S. 14) zu versehen.
In begründeten Fällen darf auf Antrag ein *Eichschein* ausgestellt werden, auf dem das festgestellte Volumen anzugeben ist. Der Eichschein muß mit dem Hauptstempel versehen sein.
Beim Eichen wird also *jedes einzelne eichfähige Volumenmeßmittel der GK A* auf Einhaltung der zulässigen Fehlergrenzen geprüft. Die *Gültigkeitsdauer der Eichung* für ganz aus Glas hergestellte Geräte, medizinische Spritzen und Pyknometer *ist unbefristet.*
Geeicht werden auch importierte Volumenmeßmittel, sofern sie der GK A entsprechen.
Auf diese Weise können z. B. die in Tab. 20 genannten Volumenmeßmittel, sofern sie als Genauigkeitsklasse A vorliegen, zu den z. Z. gültigen Gebührentarifen*) geeicht werden.

Tabelle 20
Eichung von Volumenmeßmitteln

Eichung erfolgt durch	Volumenmeßmittel z. B.
Meßtechnische Prüfstelle des ASMW im VEB Werk für Technisches Glas 6300 Ilmenau Straße der DSF 1	Meßkolben, Meßzylinder, Büretten, Meßpipetten, Kapillarpipetten, Mischpipetten, Pyknometer, Vollpipetten

5.6. Anwendung von Volumenmeßmitteln im Bereich der Arzneimittelkontrolle und Laboratoriumsdiagnostik

Volumenmeßmittel bestimmen wesentlich die Qualität der Ergebnisse quantitativer Analysen und sind von ausschlaggebender Bedeutung für die analytische Zuverlässigkeit der Untersuchungsergebnisse. Auch zur Durchführung von Identitätsprüfungen nach dem AB-DDR sollten Volumenmeßmittel zweckentsprechend und mit der erforderlichen Genauigkeit eingesetzt werden (s. Tab. 21, 22).

*) Festsetzung von Gebührentarifen des ASMW, Sonderdruck Nr. 574 des GBl. vom 1. Juni 1968, verbindlich ab 1. Juli 1968, „Anordnung über die Festsetzung von Gebührentarifen des DAMW**) der DDR vom 20. 2. 1968"

**) jetzt ASMW

Tabelle 21
Zuordnung des Meßmittels für die Durchführung von Identitätsprüfungen des AB-DDR

Z. B. „*Nitrofurantoinum*"
Identitätsprüfung
[*a*] 2,0 ml Silbernitratlösung (0,1 mol/l) ... geforderte Genauigkeit nach AB-DDR: ± 0,5 ml

Volumenmeßmittel	Nennvolumen in ml	Skalenwert in ml	Fehlergrenze in ml	
Meßzylinder [1])	5,10	0,1	±0,1	hohe Form
	25,50	0,5	±0,5	hohe Form
	10	1	±0,5	niedrige Form
	25	1	±1,0	niedrige Form
	50	2	±2,0	niedrige Form

Volumenmeßmittel	Nennvolumen in ml	Fehlergrenzen in ml GK A	GK B/S
Meßpipette[2])	2	±0,01	±0,02
	5	±0,03	±0,05
	10	±0,05	±0,1
	25	±0,05	±0,1

[1]) z. Z. gültiger Standard: TGL 25927 (03.79)
[2]) z. Z. gültiger Standard: TGL 11990 (12.76)

Aus Tab. 21 ist ersichtlich, daß 2,0 ml Silbernitratlösung mit der nach AB-DDR geforderten Genauigkeit von ±0,5 ml mit einem Meßzylinder der *hohen Form* der Nennvolumen 5 bis 50 ml zu messen sind, ebenfalls mit einer Meßpipette der Nennvolumen von 2 bis 10 ml sowohl in der GK A als auch in der GK B/S. Die Meßpipette mit 25 ml Nennvolumen ist nicht zu verwenden, da das kleinste Teilvolumen $^1/_5$ des Nennvolumens nicht unterschreiten soll. Die Verwendung eines Meßzylinders der *niedrigen Form* mit einem Nennvolumen von 10 ml ist möglich.
Aus Tab. 22 ist ersichtlich, daß 10,00 ml Prüflösung mit der nach AB-DDR geforderten Genauigkeit von ±0,05 ml mit einer Vollpipette sowohl der GK A als auch der GK B/S zu messen sind. Zum Auffüllen der im weiteren Analysengang zu untersuchenden Lösung zu 100,00 ml sind nur Meßkolben in *Enghals-Ausführung* der GK A geeignet. Die Meßkolben in *Weithals-Ausführung* haben wesentlich höhere Fehlergrenzen.
Während zur Durchführung von Identitäts- und Reinheitsprüfungen sowie Gehaltsbestimmungen nach dem AB-DDR in erster Linie Volumenmeßmittel eingesetzt werden, deren Qualität durch das *ASMW überwacht* wird, finden im Bereich der Qualitätssicherung der Durchführung labordiagnostischer Prüfmethoden Volumenmeßmittel Einsatz, die *nicht vom ASMW überwacht* und daher ständig durch die Anwender überprüft werden müssen. Die Qualität der Dosierung bzw. Dilution von Prüfmaterial und Reagenzien ist oft von ausschlaggebender Bedeutung für die analytische Zuverlässigkeit des Untersuchungsergebnisses. Die unterschiedlichen physikalischen Eigenschaften der häufig abzumessenden wäßrigen Reagenslösungen und der häufig visköseren Prüfmaterialien, wie z. B. Serum, bedingen ein

Tabelle 22
Zuordnung des Meßmittels für die Durchführung von Gehaltsbestimmungen des AB-DDR
Z. B. „*Nitrofurantoinum*"
Gehaltsbestimmung
[*g*] ... 10,00 ml ... Wasser zu 100,00 ml aufgefüllt ... geforderte Genauigkeit nach AB-DDR: ±0,05 ml

Volumenmeßmittel	Nennvolumen in ml	Fehlergrenzen in ml GK A	GK B
Meßkolben[1]) (Enghals-)	10	±0,008	±0,02
	50	±0,03	±0,06
	100	±0,05	±0,15
	250	±0,11	±0,25
Meßkolben[1]) (Weithals-)	10	—	—
	50	±0,08	±0,16
	100	±0,15	±0,25
	250	±0,25	±0,50
Vollpipetten[2])	2	±0,01	±0,02[3])
	5	±0,015	±0,03
	10	±0,02	±0,04
	20	±0,03	±0,06

[1]) z. Z. gültiger Standard: KTGI 23—01 (04.81), SN 0323 (04.81)
[2]) z. Z. gültiger Standard: TGL 11992 (12.75)
[3]) alle Angaben beziehen sich auf GK B/S

unterschiedliches Vorgehen bei der Prüfung von Volumenmeßmitteln. Entsprechend der Größe des Volumens erfolgt die Ermittlung von Unrichtigkeit und Unschärfe (Streuung) entweder gravimetrisch (für Volumen > 10 µl) oder fotometrisch (für Volumen von 1 bis 10 µl). Auf jeden Fall hängen die zulässigen Toleranzen vom Verwendungszweck ab und müssen aus den methodenspezifischen Qualitätsvorgaben abgeleitet werden [5].
Folgende Volumenmeßmittel sind zu überprüfen, wobei der Umfang der Überprüfung aufgaben- und arbeitsplatzbezogen ist:
— Dilutionspipetten,
— „auf Einlauf" eingesetzte Pipetten,
— Kolbenhubpipetten,
— Flaschenaufsatz-Dosierer (1 bis 50 ml),
— mechanische Dosierer (5 bis 2000 µl).
Einzelheiten der Überprüfung, s. [5].
Das Volumenmeßmittel ist nicht oder nur bedingt einsetzbar, wenn
— die methodenspezifisch festgelegten Qualitätsvorgaben nicht erfüllt werden;
— der beobachtete zufällige Fehler (Unschärfe) signifikant die Vorgabe übersteigt;
— die beobachtete systematische Abweichung vom Nennvolumen (Unrichtigkeit) den Vorgabenwert übersteigt. Es ist zu prüfen, ob die Abweichung durch erneute Justierung verringert oder durch geeignete Maßnahmen (z. B. rechnerische Korrektur dieser Fehler) kompensiert werden kann.

Bei der Anwendung von Volumenmeßmitteln können weiterhin einige *systematische Fehler* auftreten:

- *Kalibrierungsfehler:* Sie treten auf, wenn das durch die Begrenzungsmarke markierte Volumen nicht dem angegebenen Nennvolumen entspricht. Diese Fehler können durch Kalibration eliminiert werden.
- *Benetzungsfehler:* Die Sauberkeit der inneren Oberflächen der Meßgeräte ist entscheidende Voraussetzung für eine präzise Volumenmessung. Um Tröpfchen- und Inselbildung zu vermeiden, muß die innere Oberfläche völlig staub- und fettfrei sein.
- *Ablesefehler:* Bei farblosen Flüssigkeiten muß beim Ablesen eines Volumens am Meniskus der untere Rand mit der Ringmarke abschließen. Bei farbigen Flüssigkeiten wird stets der obere Teil des Meniskus als Bezugsebene angenommen, d. h. der obere Flüssigkeitsrand soll mit der Ringmarke zusammenfallen.
  Ablesefehler werden auch durch Parallaxe verursacht. Daher ist auf parallaxefreie Ablesung zu achten, wozu die Augen in die Höhe des Meniskus zu bringen sind. Da trotzdem Reflexionserscheinungen möglich sind, werden Büretten mit *Schellbach-Streifen* verwendet, wobei sich durch Reflexion der beiden Flächen des Meniskus eine deutliche Einschnürung des farbigen Streifens in Augenhöhe abzeichnet.
- *Temperaturfehler:* Sie treten auf, wenn Volumenmeßmittel bei Temperaturen eingesetzt werden, die von der Eichtemperatur (20 °C) abweicht. Entsprechendes gilt auch für die Herstellung und die Anwendung volumetrischer Lösungen.
- *Ablauf- und Auslauffehler:* Sie treten auf, wenn bei der Verwendung von Volumenmeßmitteln, die auf Ausguß (Ex) justiert sind, nicht die Auslaufzeit eingehalten wird. Ohne Wartezeit entsteht ein Minusfehler, beim Ausblasen oder Ausklopfen können Plusfehler auftreten.

Literatur

[1] TGL 25926: Volumenmeßmittel aus Glas, Begriffe, allgemeine technische Forderungen, Prüfung, Kennzeichnung, verbindlich ab 1. Mai 1982

[2] TGL 11992: Volumenmeßmittel aus Glas/Vollpipetten, verbindlich ab 1. Juli 1976

[3] TGL 14450/01: Statistische Qualitätskontrolle. Stichprobenpläne für die Attributsprüfung, Einfach-, Doppel- und Mehrfachstichprobenpläne. DDR-Standard, verbindlich ab 1. Januar 1982

[4] ASMW-VM 206. Annahmevorschrift für die Ersteichung von Volumen- und Dichtemeßmitteln aus Glas, verbindlich ab 2. Januar 1967

[5] L. Kny und J. Richter (Hrsg.): Kommentare zum Arzneibuch der Deutschen Demokratischen Republik, Heft 9: Qualitätskontrolle und Qualitätssicherung in der Laboratoriumsdiagnostik. Akademie-Verlag, Berlin 1984, S. 86

6. Verantwortlichkeit und Kontrolle

Messung und Auswertung sind wichtige Teilschritte des analytischen Prozesses bei der Beurteilung von Analysenverfahren und -ergebnissen. Diese Teilschritte sind mit objektiv und subjektiv bedingten Unsicherheiten verbunden. Diese *Meßunsicherheit* umfaßt die *zufälligen*, vorwiegend objektiv bedingten *Meßfehler* (rechnerisch formuliert durch die Standardabweichung bzw. durch den Vertrauensbereich) aller Einzelmessungen, aus denen das Meßergebnis berechnet wird sowie die nicht erfaßten *systematischen*, vorwiegend subjektiv bedingten *Meßfehler*, die sich ihrer Natur nach nicht messen, sondern nur abschätzen lassen.

Die zufälligen Fehler treten bei Messungen unter Wiederholbedingungen auf. Die Streuungen der Meßergebnisse beruhen auf zeitlich und örtlich nicht konstanten Ursachen. Um diese zufälligen Meßfehler bei der Fehlersuche zu kennen und entsprechend interpretieren zu können, sind metrologische Kenntnisse erforderlich.

Die systematischen Fehler lassen sich größtenteils zurückführen z. B. auf

- Unvollkommenheiten am Meßverfahren,
- Verwendung falscher, nicht zweckentsprechender Meßmittel (z. B. solcher mit nicht entsprechender Genauigkeitsklasse),
- Verdünnungsfehler bei maßanalytischen Bestimmungen,
- Veränderungen am Meßsystem,
- meßtechnisch erfaßbare Einflüsse der Umwelt (Einflußfehler).

Es ist die Aufgabe der *Metrologie in der Arzneimittelkontrolle* Meßfehler zu erkennen, zu interpretieren und in die Beurteilung von Analysenverfahren und -ergebnissen einzubeziehen. Um diese Aufgaben mit der höchsten Effektivität in den Bereichen Qualitätskontrolle/Qualitätssicherung verwirklichen zu können, wurde eine „Rahmenordnung für das betriebliche Meßwesen in Einrichtungen, die der Überwachung durch das Institut für Arzneimittelwesen der DDR (IFAR) unterliegen"*) [1] erarbeitet, die auf dem DDR-Standard „Betriebliches Meßwesen/Grundsätze" [2] beruht und die folgenden Aufgaben hat:

- Festlegung von Mindestforderungen an das betriebliche Meßwesen. Hierzu gehören alle kadermäßigen, organisatorischen und materiell-technischen Voraussetzungen sowie alle Tätigkeiten, die zur Vorbereitung, Durchführung und Auswertung von Messungen sowie zur Entscheidungsfindung auf Grund der Messergebnisse notwendig sind.
- Festlegung spezifischer Forderungen für die Bereiche des Arzneimittelwesens und der Laboratoriumsdiagnostik, die in den Rahmenordnungen bzw. Ordnungen für das betriebliche Meßwesen von Einrichtungen im Zuständigkeitsbereich des IFAR zu berücksichtigen sind.

*) Abgestimmt mit dem ASMW auf der Grundlage der Vereinbarung vom 4. April 1979 [s. Zentralbl. Pharm. Pharmakother. Lab.diagn. **119** (1980) *3*, 267]

Bei der Ausarbeitung von Ordnungen für das betriebliche Meßwesen sind die jeweils gültigen rechtlichen Bestimmungen auf dem Gebiet des Meßwesens (s. Kap. 3.1.), die speziellen Vorschriften des AB-DDR/AB(D. L.)-DDR, Festlegungen in Gütevorschriften für Arznei- und Gesundheitspflegemittel, die Weisungen und Auflagen des Überwachungsorgans sowie die Rahmenordnungen des übergeordneten Organs, sofern vorhanden, zu berücksichtigen.

Die *Ordnungen für das betriebliche Meßwesen* haben zu gewährleisten, daß

— die Meßmittel (Waagen, Wägestücke, Volumenmeßmittel) zweckentsprechend eingesetzt, die vorgegebenen Eichfristen eingehalten und die meßtechnischen Vorschriften des AB-DDR bei der Durchführung der Identitäts- und Reinheitsprüfungen sowie Gehaltsbestimmungen beachtet werden (s. hierzu die Kapitel „Volumenangaben, Volumenmessung" im AB-DDR und AB(D. L.)-DDR).
— in allen Herstellungsvorschriften und innerbetrieblichen Prüfvorschriften die jeweils gültigen gesetzlichen Bestimmungen über das Meßwesen integriert werden.
— die Bestellung bzw. Planung von Meßmitteln qualitativ einwandfrei (z. B. Bestellung von Volumenmeßmitteln mit Angabe der GK, detaillierte Angaben, sofern erforderlich, z. B. Vollpipetten mit Sicherheitskugel, Meßpipetten mit Schellbachstreifen), quantitativ ausreichend, terminlich präzis erfolgt und kontrollfähig (z. B. gesonderte Ablage der Bestellkopien) gestaltet wird.
— über alle Meßmittel, die auf Grund der jeweils gültigen gesetzlichen Bestimmungen der periodischen Nacheichung unterliegen, ein Standortnachweis (Meßmittelkartei) geführt wird.
— alle neubeschafften Volumenmeßmittel (ausgenommen Volumenmeßmittel der Genauigkeitsklasse A „geeicht") vor ihrem Einsatz einer meßtechnischen Prüfung unterzogen werden; die einer meßtechnischen Prüfung unterzogenen und für einwandfrei befundenen Meßmittel sind innerbetrieblich einheitlich und dauerhaft zu kennzeichnen.
— die Aufstellung, Benutzung, Wartung und Pflege der Meßmittel, insbesondere der Waagen, ordnungsgemäß erfolgt.
— die Nacheichfristen, insbesondere der Waagen und derjenigen Geräte, die zur analytischen Prüfung von den Arzneimitteln gleichgestellten Erzeugnissen benötigt werden, entsprechend den jeweils gültigen gesetzlichen Bestimmungen eingehalten werden (z. B. „Meßmittelliste").

Die entsprechend der z. Z. gültigen „Meßmittelliste" (s. Tab. 1, S. 11) im Abstand von drei Jahren zu wiederholende Eichung aller im Gesundheitswesen (und Apotheken) eingesetzten Waagen und Wägestücke gibt allein noch keine Garantie für deren Meßgenauigkeit. Durch falsches Aufstellen, Aushängen des Wägemechanismus u. v. a. m. verlieren Waagen ihre meßtechnische Eigenschaften, die zulässigen Verkehrsfehlergrenzen werden um ein Mehrfaches überschritten. Durch relativ *einfache Prüfungen*, wie sie Frenzel [3] empfiehlt, die jedoch eine Eichung weder ersetzen können noch wollen, ist es möglich, solche *Fehlerquellen zu erkennen* und zu *beseitigen*.

Es sind die folgenden einfachen Prüfungen:

— Beschaffenheitsprüfung,
— meßtechnische Prüfung,
— Prüfung der Richtigkeit,
— Prüfung des Hebelfehlers.

Einzelheiten der Durchführung sind [3] zu entnehmen.

Die Überprüfung von Volumenmeßmitteln, sofern das nicht durch das ASMW erfolgt, ist von großer Bedeutung, da diese wesentlich die Qualität der Ergebnisse quantitativer Analysen bestimmen und die analytische Zuverlässigkeit des Untersuchungsergebnisses, vor allem in der Qualitätskontrolle und Qualitätssicherung in der Laboratoriumsdiagnostik, entscheidend beeinflussen. Einzelheiten der Überprüfung von Volumenmeßmitteln im Rahmen der Qualitätssicherung der Durchführung labordiagnostischer Prüfmethoden sind [4] zu entnehmen.
Jedoch auch Volumenmeßmittel, deren meßtechnische Parameter durch die statistische Qualitätskontrolle und die Stichprobenpläne (s. Kap. 5.4.2.) des ASMW überwacht werden, sind zweckentsprechend einzusetzen, wobei sie vor jedem Einsatz auf Unversehrtheit zu prüfen und bei Beschädigung unverzüglich auszusondern sind.
Wie bereits erwähnt, sind selbst durchgeführte *Richtigkeitskontrollen* mit Meßunsicherheiten behaftet und schließen nur grobe Abweichungen mit Sicherheit aus (s. S. 44).
Werden an die Präzision von Ergebnissen besonders hohe Forderungen gestellt, so empfiehlt es sich, Richtigkeitskontrollen in der Meßtechnischen Prüfstelle des ASMW im VEB Kombinat Technisches Glas Ilmenau durchführen zu lassen. Das trifft z. B. für Kapillarpipetten zu. Diese werden zur Durchführung diagnostischer Laboratoriumsmethoden (u. a. zur Bestimmung der Glucose im Blut und Urin, zur Bestimmung des Hämoglobins im Blut) eingesetzt, wo die Entnahme von Kapillarblut notwendig ist (s. Beispiel).

Beispiel der Zertifikation

Antragsteller . . .
Gegenstand der Prüfung: Kapillarpipette mit Skale
Nennvolumen 0,1 cm^3
(Volumenbestimmung)
Bedingungen: Einguß (In), dest. Wasser bei 20 °C
Kennzeichen: Prüfpunkte

Nennvolumen bis zur Marke	Istvolumen
0,02 cm^3	0,0199 cm^3
0,06 cm^3	0,0593 cm^3
0,1 cm^3	0,0993 cm^3

Die Meßunsicherheit der Volumenangaben beträgt ± 0,0002 cm^3.
Methode: gravimetrisch
Durchführung: Meßtechnische Prüfstelle des ASMW im VEB KTG Ilmenau
6300 Ilmenau
Straße der DSF 1

Um alle Teilaufgaben des betrieblichen Meßwesens ordnungsgemäß erfüllen zu können, ist ein *Kontrollverantwortlicher* zu benennen. Er ist in der Regel ein Mitarbeiter der TKO bzw. der Abteilung Qualitätssicherung und wird von deren Leiter bestimmt; ihm können weitere Mitarbeiter unterstellt oder zugeordnet werden. Sofern eine Einrichtung oder der in Betracht kommende Teil einer Einrichtung keine TKO oder Abteilung Qualitätssicherung hat, benennt der zuständige Leiter einen geeigneten Mitarbeiter als Kontrollverantwortlichen für das betriebliche Meßwesen; soweit dies nicht erfolgt, nimmt der Leiter der Einrichtung selbst diese Funktion wahr.

Die *Aufgaben* der TKO oder des Kontrollverantwortlichen *für das betriebliche Meßwesen* sind die folgenden:

- Mitwirkung bei der Ausarbeitung und ständigen Aktualisierung der Ordnung für das betriebliche Meßwesen,
- Kontrolle der Einhaltung von Festlegungen der Ordnung für das betriebliche Meßwesen und anderer Weisungen und Informationen, die die Metrologie betreffen,
- Einbeziehung der Kontrollergebnisse in die Berichterstattung,
- Forderung der Sperrung defekter und nicht fristgemäß nachgeeichter bzw. nicht auf Richtigkeit geprüfter bzw. falsch eingesetzter Meßmittel,
- Mitwirkung bei der Planung von Qualifizierungsmaßnahmen auf dem Gebiet der Metrologie und Kontrolle ihrer Realisierung,
- Wahrnehmung der Zusammenarbeit bezüglich des Meßwesens zwischen der betreffenden Einrichtung und dem zuständigen Überwachungsorgan.

Literatur

[1] Rahmenordnung für das betriebliche Meßwesen in Einrichtungen, die der Überwachung durch das Institut für Arzneimittelwesen der DDR unterliegen. Zentralbl. Pharm. Pharmakother. Lab.diagn. **119** (1980) *3*, 268; vgl. auch J. Richter, H.-J. Seidlein, M. Böhm, H. G. Keune und E. Gueinzius (Hrsg.): Arzneimittel- und Apothekenrecht der DDR, 10. Lieferung, Akademie-Verlag, Berlin 1984, S. 175

[2] TGL 31 532: Betriebliches Meßwesen; Grundsätze. DDR-Standard, verbindlich ab 1. 9. 1975

[3] H. Frenzel: Zum Einsatz der Wägetechnik im Apothekenwesen. Pharmazeut. Praxis **39** (1984) 4 u. **40** (1985), 224

[4] L. Kny und J. Richter (Hrsg.): Kommentare zum Arzneibuch der Deutschen Demokratischen Republik, Heft 9: Qualitätskontrolle und Qualitätssicherung in der Laboratoriumsdiagnostik. Akademie-Verlag, Berlin 1984, S. 80

7. Zusammenfassende Literaturangaben zur Einführung des „Internationalen Einheitensystems (SI)“ im Gesundheitswesen

[1] H. LIPPERT: SI-Einheiten in der Medizin (bearbeitet von H. J. RADERECHT und A. GABLER), VEB Gustav Fischer Verlag, Jena 1980

[2] Grundlinie zur Umstellung bisher verwendeter alter Maßeinheiten auf Maßeinheiten des „Internationalen Einheitensystems (SI)“ mit der Einführung des DDR-Standards „Einheiten physikalischer Größen“ in allen gesellschaftlichen Bereichen der DDR, in J. RICHTER, H.-J. SEIDLEIN, M. BÖHM und H. G. KEUNE (Hrsg.): Arzneimittel- und Apothekenrecht der DDR, 2. Lieferung, Akademie-Verlag, Berlin 1981, S. 237

[3] Informations- und Argumentationsmaterial sowie Maßnahmeplan (Hauptaktivitäten) des MfGe zur Einführung des „Internationalen Einheitensystems (SI)“ im Gesundheits- und Sozialwesen der DDR, in J. RICHTER, H.-J. SEIDLEIN, M. BÖHM und H. G. KEUNE (Hrsg.): Arzneimittel- und Apothekenrecht der DDR, 2. Lieferung, Akademie-Verlag, Berlin 1981, S. 245

[4] Die Einführung des „Internationalen Einheitensystems (SI)“ im Gesundheits- und Sozialwesen. Pharmazie **32** (1977) *12*, 804 sowie Zentralbl. Pharm. Pharmakother. Lab.diagn. **116** (1977) 25

[5] Die Einführung des Internationalen Einheitensystems (SI) im Arzneimittelwesen und in der Laboratoriumsdiagnostik. Pharmazeut. Praxis, Berlin **33** (1978) 65

8. Sachwortverzeichnis

Ablauf-, Auslauffehler 48
Ablaufzeiten von Meß- und Vollpipetten 40
Ablesefehler 48
Annahmezahl 42
Ansprechwert 21

Befundprüfung 15
Begriffe, meßtechnische
— von Massemeßmitteln 20
— von Volumenmeßmitteln 38
Benetzungsfehler 48
Beurkundung 13
Beweglichkeit 21
Bezugstemperatur 39

Eichen 13
Eichung 12
— von Volumenmeßmitteln 44
Eichfehlergrenzen 13
Eichfrist 13
Eichpflicht 12
Eichschein 40, 45
Eichskalenwert 20
Eichung 12, 39, 44
Empfindlichkeit 21
Entwertungszeichen 14
Ersteichung 13

Fehler der Anzeige der Waage 22
— systematischer 48, 49
— zufälliger 49
Fehlergrenze 24
Fehlergrenzenverlauf 25, 26

Genauigkeitsklassen 19, 38
Glasfehler, zulässiger 41
— unzulässiger 41

Hauptstempel 13, 45
Höchstlast 20

Istvolumen 39

Jahreszeichen 14
Justierung 39
— auf Ausguß (Ex) 39
— auf Einguß (In) 39

Kennzeichen der Klasse/Ordnung von Wägestücken 32
Kontrollverantwortlicher für das betriebliche Meßwesen 51

Liste eichpflichtiger Meßmittel 11

Massemeßmittel 18
— meßtechnische Begriffe
von Massemeßmitteln 20
von Volumenmeßmitteln 38
Messen 8
Meßfehler 49
Meßkunde 7
Meßmittelliste 11
Meßtechnik 7
Meßwesen 7
— betriebliches 10, 12, 49, 52
— — Ordnung 50
— Erste Durchführungsbestimmung vom 14. 1. 1983 11
— Verordnung vom 26. 11. 1981 10
Metrologie 7
Mindestlast 20

Nacheichung, einfache 13
— verschärfte 13
Nachprüfung, periodische 15
Neigungsbereich 22
Nennmassen 32
Nennvolumen 39

Ordnung für das betriebliche Meßwesen 50

Qualitätslage, annehmbare (AQL) 42

Reproduzierbarkeit 21
Richtigkeitskontrolle 44, 51
Rückweisezahl 42

Schaltbereich 22
Schaltstufe 22
Sicherungsstempel 14, 40, 45
Skalenteile, Anzahl 20
Skalenwert 20
— „konventioneller" 20
Sollvolumen 39
Stichprobenplan 42
Einfach — 42
Doppel — 42
Mehrfach — 42
Strichskale 20

Teilvolumen 39
Temperaturfehler 48
Tragfähigkeit 22

Verkehrsfehlergrenzen 24
Verordnung über das Meßwesen vom 26. 11. 1981 10
1. Durchführungsbestimmung zur — vom 14. 1. 1983 11
Volumenmeßmittel 37
— Abweichungen von den Normen 43
— Beschriftung 38
— Eichung 44
— Herstellung 40
— Kennzeichnung 37
— meßtechnische Begriffe 38
— Prüfparameter 41
— Prüfung 41

Waagen 18
— ältere Typen 23
— automatisch arbeitende 18
— Einteilung 18, 19
— elektromechanische 19
— halbselbsteinspielende 18
— Hand- 24
— Hebel- 19
— meßtechnische Begriffe 20
— mit graduierter Skale 21
— mit Skale 19
— mit Ziffernskale 21
— Neigungs- 22
— neuere Typen 23
— nichtautomatisch arbeitende 18
— nichtselbsteinspielende 19
— oberschalige 23
— ohne Skale 19, 21
— Pflege und Wartung 31
— Präzisionsbalken- 14
— selbsteinspielende 18
Wägebereich 20, 27
Wägestücke 31
— Aufbewahrung 33
— Beschriftung 32
— Einteilung 31
— Kennzeichnung 32
— meßtechnische Forderungen 35
— Pflege und Wartung 35
— Zuordnung des Meßmittels 28, 46, 47

Ziffernskale 20
Zulassung 15
Zulassungsprüfung 15
— staatliche 15
Zulassungszeichen 16

Bei Fragen zur Produktsicherheit wenden Sie sich bitte an:
If you have any questions regarding product safety,
please contact:

Walter de Gruyter GmbH
Genthiner Straße 13
10785 Berlin
productsafety@degruyterbrill.com